Fr Hess

Beyersdorff

Biologische
Wege zur
Krebsabwehr

Biologische Wege zur Krebsabwehr

2. Auflage

Mittel und Möglichkeiten zur Vorbeugung und zur Verbesserung der Heilungschancen

von Dietrich Beyersdorff

Mit 6 Tabellen

vfm

Verlag für Medizin Dr. Ewald Fischer · Heidelberg

CIP-Kurztitelaufnahme der Deutschen Bibliothek

Beyersdorff, Dietrich:
Biologische Wege zur Krebsabwehr: Mittel u. Möglichkeiten zur Vorbeugung und zur Verbesserung d. Heilungschancen; mit 6 Tab. / von Dietrich Beyersdorff. — 2. Auflage — Heidelberg: Verlag für Medizin Fischer, 1984.
ISBN 3-88463-047-4

Herstellerische Betreuung: Axel Treiber

2. Auflage 1984
Verlags-Nr. 84106 · ISBN 3-88463-047-4

Gesamtherstellung: Pfälzische Verlagsanstalt, 6740 Landau/Pfalz

Inhalt

Warum dieses Buch?

Die Idee, dieses Ratgeber-Buch über die Krankheit „Krebs“ zu schreiben, erwuchs aus meiner täglichen Arbeit als verantwortlicher Medizinredakteur einer großen Zeitschrift. Aus Tausenden von Briefen — Hilferufen meist — erfuhr ich, wie schwierig es für den Kranken und seine Angehörigen ist, sich über Krebs und seine Behandlung verständlich und schnell zu informieren, Ratschläge und Therapien selbst beurteilen zu können.

Mangelndes oder widersprüchliches Wissen aber ist ein Grund dafür, etwas zu fürchten. Diese weit verbreitete Krebsangst abzubauen, ist ein Ziel dieses Buches. Durch eine sachliche Darstellung der Chancen, Möglichkeiten und Mittel zur Krebsabwehr möchte ich erreichen, daß diese Krankheit besser verstanden und mit weniger Emotionen bewältigt wird. Gerade der Krebsarzt braucht den aufgeklärten, mündigen Patienten — in der Vorsorge, der Behandlung und der Nachsorge.

Die Kapitel über die Nachsorge und die Vorsorge sind denn auch die beiden wichtigsten — für den, der Hilfe braucht und für den, der sich schützen will. Die Kapitel davor sollen die biologischen Abwehrkonzepte begründen, verdeutlichen und einsichtig machen. „Wunder“ kann ich nicht versprechen. Aber Hoffnungen machen: Durch rechtzeitige Anwendung biologischer Mittel müßten sich die Heilungschancen schon jetzt teilweise verdoppeln lassen!

Mit den Möglichkeiten der biologischen Krebsabwehr beschäftige ich mich seit mehr als 20 Jahren. Auf den Weg geführt hat mich Dr. *Josef Issels.* Seine Vorstellungen begannen mir einzuleuchten, als ich Zeuge wurde, wie er in den beiden Münchner Prozessen das Konzept einer „Immunotherapie“ erfolgreich gegen die Koryphäen der medizinischen Fachwelt verteidigte.

Damals waren Dr. *Issels* und wenige andere die einzige Hoffnung von vielen Kranken. Heute sehen fast alle, die sich forschend und behandelnd mit dem Krebsgeschehen befassen, in der Immuntherapie den Schlüssel zum Erfolg.

Hamburg, im Frühjahr 1984 — *Dietrich Beyersdorff*

Vorwort von Dr. med. Josef Issels

Die biologische Krebsmedizin

Kann das Krebsproblem mit einer unspezifischen, nicht *allein* gegen den Tumor gerichteten, ganzheitlichen Therapie gelöst werden?

Eine solche Frage kann nur von einem „unkonventionellen", also ganzheitlich denkendem und handelndem Arzt gestellt werden, der — wie ich — von der Chirurgie über die Behandlung chronischer Krankheiten eher zwangsläufig als gewollt zur internen Krebsbehandlung kam. Darum muß es gerade auch ihm unerträglich sein, daß Krebsforschung und Krebstherapie nach wie vor auf der konventionellen, lokalistischen Hypothese über die Krebsentstehung beruhen. Sie sagt: „Krebs entsteht in einem bis dahin gesunden Körper."

Wir alle wissen, daß diese Annahme nicht zur Lösung des Krebsproblems geführt hat. Dem Beharren auf dieser These entspricht die beunruhigende Stagnation der Heilungsraten — trotz der unbestreitbaren, kaum noch zu steigernden Perfektion der konventionellen Tumorwaffen.

Dabei haben schon die Nobelpreisträger Professor *Domagk* und *Ehrlich* vor Jahrzehnten erkannt, daß *vor* der Tumorentstehung eine Schädigung der körpereigenen Abwehrmechanismen stehen muß, daß der Tumor also nicht Ursache, sondern Produkt und Symptom einer allgemeinen Krebskrankheit ist. Auch die therapeutischen Konsequenzen hat Professor *Domagk* aufgezeigt: „. . . die unspezifisch und spezifisch wirkenden Abwehrkräfte müssen wir in Zukunft in unsere therapeutischenMöglichkeiten mit einbeziehen; denn aus der schon entwickelten Tumorzelle wird ein fortschreitender Krebs erst dann, wenn die Abwehrkräfte des Körpers zusammenbrechen."

Das heißt also: Der Wiederaufbau der beim Krebskranken durch vielschichtige Faktoren gestörten Reaktions- und Abwehrlage ist der Beseitigung des Tumors gleichzuordnen. Somit muß neben die symptomatische, allein auf den Tumor gerichtete Lokaltherapie eine kausale, tumor-unspezifische ganzheitliche Basistherapie treten. Diese

Therapie ist als additive, nicht als alternative Krebsbehandlung anzusehen und zu fordern. Ihre grundsätzliche Aufgabe besteht darin, die *Voraussetzung* zur Tumorbildung zu beseitigen. Das blockierte oder geschädigte Abwehrsystem des menschlichen Körpers muß in seiner Gesamtheit normalisiert werden, so daß es fähig wird, Krebszellen selbsttätig zu erkennen und abzubauen.

Auch Mittel zur Immunstärkung können das nicht immer leisten, solange sie sich ebenfalls nur spezifisch gegen den Tumor richten. Denn die Abwehr ist ein komplexer Mechanismus, eine Leistung der Gesamtheit des Organismus und damit ein untrennbar ganzheitliches Geschehen. Man darf sich also nicht wundern, daß die tumor-spezifische Abwehr nicht ausreichend reagiert, wenn nicht vorher das gesamte Abwehrpotential vollständig regeneriert, also normalisiert worden ist.

Darum kommen wir nicht umhin, als Grundlage jeder erfolgreichen Immuntherapie des Krebses zu fordern, die Ursachen psychosomatischer wie geistiger Art, die an der Abwehrschwächung über längere Zeit beteiligt sein können, ebenso radikal zu beseitigen wie das Krebssymptom, den Tumor.

Regenerieren sich im Verlauf langzeitlicher Behandlung beim meist in seinen Reaktionen blockierten Patienten die Abwehrfunktionen, dann lernt sein Organismus quasi spontan dabei, auch auf Immunstimulierungen spezifischer Art wieder zu reagieren.

Gerade bei der Krebskrankheit genügt nicht das naturwissenschaftlich „exakte“ Wissen. Wir müssen vor allem wieder die geistig-seelischen Eigentümlichkeiten des Kranken zu erkennen und zu berücksichtigen lernen. Wir müssen zu verstehen suchen, warum gerade seine Individualität die „Entartung“ seiner zunächst normalen Zellen zuließ, und warum ihre bisherige Harmonie zur lebensgefährdenden Dysharmonie umschlagen konnte.

Erst dann können die Abwehrkräfte des Patienten mit Hilfe des ganzheitlich denkenden und handelnden Arztes re-aktiviert werden zu *Heil*-Kräften, die eine Wiederherstellung der gestörten Harmonie bewirken können.

Somit muß nicht nur vom Arzt, sondern auch beim Patienten ein grundsätzliches Umdenken gefördert werden. Schon *Paracelsus* hat es gelehrt:

Beide, Arzt und Patient, müssen als Partner „durch der Natur Examen“ gehen.

Bad Wiessee — Dr. med. *Josef Issels*

Geleitwort von Professor Dr. Albert Landsberger

Gegen Krebs müssen alle Möglichkeiten ernsthaft und objektiv ausgeschöpft werden. Darin sehe ich das wesentliche Anliegen dieses Buches. In diesem Sinne hat sich der Autor auch bei der 1982 von ihm mitbegründeten Gesellschaft für Biologische Krebsabwehr engagiert.

Dieser gemeinnützigen Vereinigung geht es vor allem darum, die konventionellen Therapiemethoden (Operation, Bestrahlung, Chemo- und Hormontherapie) durch biologische Mittel zu ergänzen — um dem krebskranken Menschen eine zusätzliche Hilfe zu geben. Nicht wenige Kranke, die neben einer klinischen Behandlung biologische Mittel nehmen, wissen über Besserungen, Erleichterungen, Schmerzlinderung und Heilung zu berichten.

Zu den Aufgaben, die sich die Gesellschaft für Biologische Krebsabwehr (GfBK) gestellt hat, gehört es auch, die in diesem Buch vorgestellten biologischen Mittel und Methoden klinisch weiter prüfen und beurteilen zu lassen, um zu einem wissenschaftlich gesicherten Konzept einer umfassenden Krebstherapie zu kommen.

Lassen Sie es mich wiederholen: Nur wenn wir alle, Laien, Ärzte und Wissenschaftler, eng und aufgeschlossen zusammenarbeiten, wird es möglich sein, dieser Krankheit ihren Schrecken zu nehmen. Helfen Sie dabei mit!

Professor Dr. med. *Albert Landsberger,*
Präsident der Gesellschaft für Biologische Krebsabwehr,
Hauptstr. 27,
6900 Heidelberg.

Was ist Krebs?

Zelle oder Körper

„Eine Körperzelle, die sich bösartig verändert und schrankenlos wuchert, muß einen Körper finden, der dies zuläßt."

Dieser Satz ist auf vielen Tagungen über neue Wege in der Krebsbekämpfung zu hören. Er umschreibt ziemlich genau das ganze Krebsproblem: Die Krankheit beginnt in einer einzelnen Zelle. Diese verändert sich, löst sich aus dem Verbund, den der ganze Organismus bildet. Sie hält sich an keine Regeln mehr, wird sozusagen asozial. Und wenn der Organismus nicht aus eigener Kraft stark genug ist, diesen Amoklauf zu stoppen, dann tötet die wuchernde Zelle den Körper, dem sie entstammt — und damit auch sich selbst.

Ein sinnloser Vorgang, so scheint es. Warum läßt die Natur das zu? Warum entartet eine Zelle? Warum mobilisiert der Körper oft zu wenig Abwehrkräfte? Wie könnte man ihm dabei helfen?

Das sind Fragen, die sich im Lichte neuer Erkenntnisse beantworten lassen. Schritt für Schritt soll das geschehen. Und es läßt sich auch eine Vorausschau wagen: Krebs muß keineswegs jene schicksalhafte, unheimliche, unabwendbare Geißel sein, als die diese Krankheit empfunden wird. Wie andere Leiden vorher, so werden sich auch Geschwulstleiden erfolgreich bekämpfen, zurückdrängen, verhindern lassen. Von „besiegen" sollte man nicht reden. Das hat die Medizin noch bei keiner Krankheit geschafft. Weder sind Pest noch Cholera „besiegt", noch sind es andere wie Tuberkulose, Kinderlähmung oder Lungenentzündung, die zusammen noch vor wenigen Jahrzehnten mehr Opfer forderten, als der Krebs heute. Aber sie haben ihren Schrecken verloren. Sie sind so selten geworden und so häufig heilbar, daß sich mit ihnen leben läßt.

Ähnlich wird die Entwicklung bei der Krebskrankheit verlaufen. Schon mit den heute verfügbaren Abwehrmöglichkeiten ließe sich die Sterblichkeit erheblich senken. Sie müßten nur rechtzeitig und zusammengefaßt eingesetzt werden. Die heutige, teilweise noch recht deprimierende Situation ist nicht nur eine Folge mangelnder Möglichkeiten, sondern auch die langjähriger Versäumnisse. Außerdem haben sich gerade in den letzten zwei bis drei Jahren neue, verheißungsvolle Therapieansätze ergeben. Es spricht wirklich mehr dafür als dagegen, daß noch in diesem Jahrzehnt soviel erreicht wird, daß wir, wie schon mit anderen Krankheiten, auch ohne Furcht mit dem Krebs leben können.

Die Trumpfkarten in diesem Kampf gegen den Krebs heißen Immuntherapie und Vorsorge. In beiden Bereichen zeigt sich bereits, was machbar wäre. Hier liegen denn auch die Schwerpunkte dieses Buches. Um die dort aufgezeigten Möglichkeiten zu begründen und verständlich zu machen, sollen zunächst die Fragen „Was ist Krebs?" und „Wie entsteht Krebs?" so beantwortet werden, wie es nach dem heutigen Stand des Wissens möglich ist. Die erste Frage nach dem „Was" ist hauptsächlich eine Bestandsaufnahme, und zwar nicht immer eine erfreuliche. Sie handelt auch von Versäumnissen, von Vorurteilen und falschen Wegen. Beginnen wir mit den tröstlichen Aspekten:

Krebs nimmt nicht zu

Erst unserer Generation ist diese Krankheit richtig ins Bewußtsein getreten. Um 1900 gingen nur rund vier Prozent aller Sterbefälle auf Krebs zurück (wobei in vielen Fällen das Leiden sicher nicht richtig diagnostiziert worden ist). Die entsprechenden Zahlen für 1980 lauteten: 22 Prozent Krebstote, insgesamt 159 000. Auf den ersten Blick mußte man es so deuten: Hier nimmt eine Krankheit explosiv zu, breitet sich aus wie eine Epidemie. Daß das nicht so ist, zeigen neue Untersuchungen.

Als erster hat der Berliner Professor *Oeser* den Alarmrufen vom Krebs als der Seuche unseres technischen Zeitalters widersprochen. Er hat sich nicht nur die absoluten Zahlen angesehen. Er ermittelte die Sterblichkeit per Altersjahrgang und verglich die verfügbaren Zahlen von früher mit denen von heute. Dabei stellte sich heraus, daß um 1900 von den 30 bis 40jährigen prozentual genau so viele an Krebs erkrankt waren wie 1980. Das gleiche gilt für die 40 bis 50jährigen, für die 50 bis 60jährigen und so fort. Die Erkrankungsziffern waren 1980 eher etwas niedriger als um die Jahrhundertwende. Nur bei Männern um 60 Jahre zeigt sich eine leichte Zunahme. Das ist mit Sicherheit auf das Rauchen zurückzuführen (siehe Tabelle 1).

Und noch etwas Wichtiges zeigte sich: Es gibt Krebsarten, die absolut und prozentual erheblich zugenommen haben. Das gilt beispielsweise für den Lungenkrebs, den Brust- und den Darmkrebs. Dafür haben andere Krebsarten stark abgenommen, so etwa der Magenkrebs oder das Zervix-Karzinom (der Krebs am Gebärmuttermund). Insgesamt — für alle Krebsarten — gleicht sich dann die Zahl der Erkrankungen wieder aus. Die Wandlungen sind sicher ein Hinweis dafür, daß Umwelteinflüsse bei der Krebsentstehung eine Rolle spielen, die Ernährung beispielsweise. Da die Gesamtzahl der Erkrankungen aber annähernd gleich bleibt, spricht es auch dafür, daß andere „Auslöser“ mindestens eine gleich große Rolle spielen, etwa die Veranlagung oder das Alter.

Die abnehmende Tendenz bei den Krebserkrankungen, zumindest ihr Stillstand, ist inzwischen mit genaueren Zahlen in den USA, in England und in Hamburg bestätigt worden. Auch in den Berichten der Bundesregierung zur Krebssterblichkeit wird das deutlich. Hier sind die Zahlen von 1952 und 1979 miteinander verglichen worden, und zwar ebenfalls aufgeschlüsselt nach Altersjahrgängen. Dabei ergibt sich, wie Innenminister *Zimmermann* erklärte, bei den Frauen eine Abnahme der Krebssterblichkeit um vier Prozent, bei den Männern (Rauchen) eine Zunahme um vier Prozent, insgesamt also ein Stillstand.

Der Schreckensruf: „Immer mehr Menschen erkranken und sterben an Krebs“ stimmt also bei genauerer Betrachtung nicht. Nur in absoluten Zahlen trifft das zu. Der Grund dafür ist logisch: Es gibt immer mehr ältere Menschen. Zu Beginn unseres Jahrhunderts erreichten etwa fünf Prozent aller Menschen bei uns ein Alter von über 65 Jahren, jetzt sind es fast 15 Prozent.

Krebs ist eine Alterskrankheit

Professor *Bauer*, bis zu seinem Tod der führende deutsche Onkologe, hat einmal gesagt: „Krebs ist der Preis dafür, daß wir älter wer-

Tab. 1: Krebs nimmt nicht zu

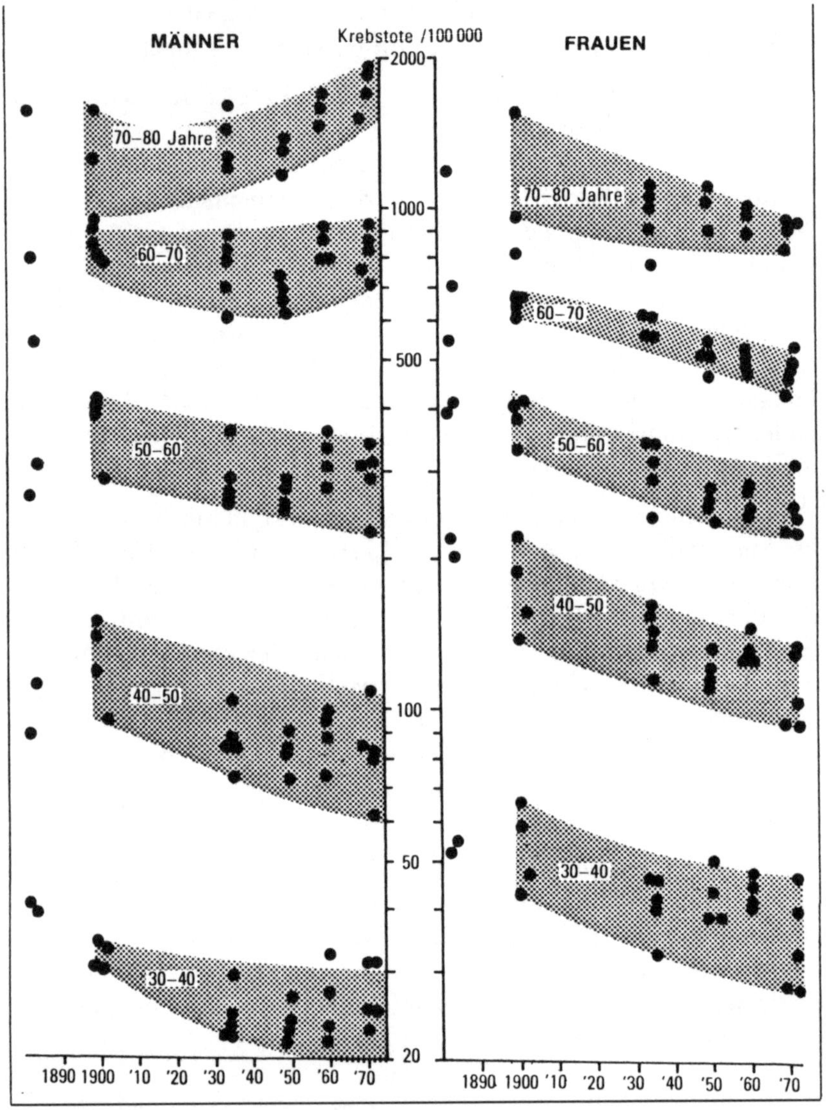

Professor *Oeser* (Berlin) schlüsselte die Krebssterblichkeit nach Altersgruppen auf und verglich die Jahre von 1900 bis 1970 miteinander. Daraus ergibt sich eher eine Abnahme der Krebserkrankungen. Nur bei den Männern ab 60 ist eine Zunahme zu beobachten.
Aus: Medical Tribune, 41/79.

den als die Menschen im Mittelalter." Auf Kongressen ist auch häufig zu hören: „Jeder Mensch würde an Krebs erkranken, wenn er nur alt genug würde". Dieser Satz muß keineswegs eine beängstigende Vorstellung sein. Er besagt nur, daß viele Menschen aus anderen Gründen sterben, bevor sie ihr „Krebsalter" erreichen. Und da Frauen durchschnittlich jetzt schon über 76 Jahre alt werden (Männer knapp 70), muß das „natürliche" Krebsalter ziemlich hoch liegen. Und sicher läßt es sich weiter nach oben verschieben. Man muß Krebs wohl auch zu jenen Todesursachen des Alters zählen, mit denen die Natur die Weiterentwicklung des Lebens sichert.

Die Natur hat sich viele Dinge einfallen lassen, um das individuelle Leben zu beenden, damit die Art weiterleben kann. Die Natur läßt Viren und Bakterien angreifen, sie läßt Herz und Kreislauf verkümmern, Nieren oder Leber verdorren. Krebs ist nur eine Todesursache von vielen. Der sanfte Alterstod ist noch die Ausnahme.

Dabei geht die Natur ganz geschickt vor. Das junge Leben schützt sie durch raffinierte Abwehrmechanismen. Es soll ja noch Leben zeugen, das Erbgut, die Gene, weiterreichen. Hat es das getan, hat es seine Pflicht erfüllt, dann zeigt die Natur nur noch wenig Interesse am Leben des einzelnen. Der schützende Abwehrschirm wird weggezogen. Die Thymusdrüse, die wichtigste Steuerzentrale des körpereigenen Immunsystems, altert früher als andere Körperorgane. Überschreiten wir das 50. Lebensjahr, so ist sie kaum noch tätig. Die Zeit der Altersleiden beginnt.

Zwar können auch jüngere Menschen Krebs bekommen, ja sogar Kinder. Doch das sind, wie bei anderen Altersleiden auch, Ausnahmen (zwei Prozent aller Fälle). Und sicherlich erkranken viele Menschen früher, als es eigentlich sein müßte. Da wirken sich Ursachen aus, über die später gesprochen werden soll. Generell aber treten die häufigsten Krebsarten erst im letzten Lebensdrittel auf. Von den Menschen, die einem Tumorleiden zum Opfer fallen, sind 80 Prozent über 60 Jahre alt, über die Hälfte schon über 70 Jahre. Die höchste Krebssterblichkeit liegt bei Frauen und Männern zwischen dem 70. und 74. Lebensjahr (siehe auch Tabelle 2).

Der angsteinflößende Alarmruf: „Jeder fünfte stirbt an Krebs", verliert von seinem Schrecken, wenn man ihn in diesem Zusammenhang sieht. Richtig müßte es heißen: „Jeder fünfte, der stirbt, stirbt an Krebs." Da die Gesamtsterblichkeit der Menschen nun mal 100 Prozent beträgt, haben bösartige Neubildungen mit rund 20 Prozent sogar einen relativ geringen Anteil an den Todesursachen. Warum also den Krebs mehr fürchten als andere, viel häufigere Krankheiten? Der Herzinfarkt beispielsweise tritt in viel jüngeren Jahren auf. Und zusammen mit dem Schlaganfall ist er die Ursache für jeden zweiten Todesfall.

Tab. 2: Sterbefälle in der Bundesrepublik

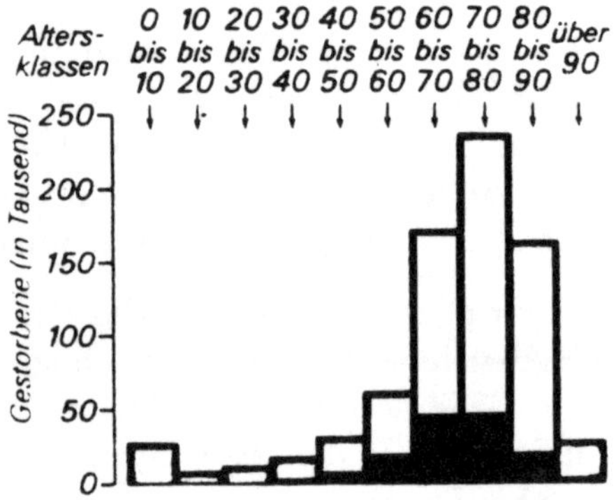

Die Säulen zeigen die Gesamtzahl der jährlichen Todesfälle, jeweils für die Altersklassen. Geschwärzt ist in diesen Säulen der Anteil der Sterbefälle durch Krebs. Hier wird deutlich, warum die Aussage: „Jeder fünfte stirbt an Krebs" unnötig verängstigt. Sachlicher muß es heißen: „Bei jedem fünften Gestorbenen war Krebs die Todesursache." Die Aufschlüsselung nach Alterklassen zeigt auch, daß Krebs zu den Alterskrankheiten gerechnet werden muß.
Quelle: Bild der Wissenschaft, 12/79.

Immer mehr Heilungen

Noch immer ist in Presseberichten und Todesanzeigen von einer „unheilbaren" Krankheit zu lesen. Dabei können einzelne Krebsarten heute schon mit einer weit höheren Erfolgsrate geheilt werden als andere Leiden. Außerdem: wer bedenkt die psychischen Auswirkungen auf Betroffene, wenn er leichtfertig von „unheilbar" spricht? Zwar stimmt es noch, daß die Mehrheit der Krebskranken, nimmt man alle Arten und Stadien zusammen, nicht jene fünf Jahre überlebenszeit erreicht, die von der Medizin im allgemeinen als „Heilgrenze" angesehen werden. Gegenwärtig liegt die durchschnittliche Heilungsquote bei etwa 35 Prozent. Einige Statistiker wollen 40 Prozent errechnet haben. Auf dem Kongreß der amerikanischen Krebsärzte 1983 in Seattle war sogar von einem „Trend in Richtung auf die 50 Prozent" zu hören. Nach dem Pessimismus der letzten Jahre mehren sich wieder die optimistischen Stimmen.

Das unselige Wort von der „unheilbaren" Krankheit ist entstanden, als es tatsächlich noch immer Tod oder langes, mitunter schreckliches Siechtum bedeutete, wenn ein Tumorleiden diagnostiziert wurde. Diese Zeit reicht bis in das letzte Jahrzehnt hinein. Damals gab es noch keine organisierte und machbare Früherkennung. Die therapeutischen Möglichkeiten waren gering. Die Chirurgen konnten auch damals schon etwa ein Drittel der Kranken retten, doch oft nur mit furchtbar verstümmelnden Eingriffen. Die Bestrahlung steckte im Experimentierstadium, ebenso die Chemotherapie mit Zellgiften (Zytostatika). Eine biologische Immuntherapie wurde erst von wenigen idealistischen und mutigen „Außenseitern" angewandt. Man versuchte zu helfen, in der Klinik und in der Praxis, ohne recht zu wissen, wie das am wirkungsvollsten geschehen konnte — bei welcher Krebsart welche Mittel geeignet sind; wie sie dosiert werden müssen und welche Folgen die Anwendung haben könnte. Damals sind sicher viele Kranke unnötig verstümmelt und gequält worden, sind sicher auch manche zu Tode therapiert worden.

Im Nachhinein ist es leicht, an dieser aggressiven Therapie Kritik zu üben. Auch heute noch beruhen die Urteile mancher Kritiker und auch viele Ängste der Erkrankten auf diesem Vergangenheitsbild. Sicher sind auch jetzt noch nicht alle Behandlungsmethoden ideal und menschlich, manche werden es vermutlich auch niemals werden. Doch insgesamt wissen die Ärzte ziemlich gut mit ihren Mitteln umzugehen. Die Krebstherapie ist nicht nur wirkungsvoller geworden, sondern auch schonender, humaner.

Fortschritte sind unverkennbar. Es leben bereits Tausende von Kindern unter uns, die ihre Krankheit überstanden haben. In jeder Gruppe von mehr als 20 älteren Frauen müßte (statistisch) eine dabei sein, die eine Krebsbehandlung hinter sich hat. Bei den Kindern liegen die Heilungserfolge inzwischen zwischen 60 und 90 Prozent. Brustkrebs kann durchschnittlich (alle Stadien) zu fast 50 Prozent, in

Frühstadien zu 60 bis 90 Prozent geheilt werden. Auch die fünfjährige Überlebensrate bei Darmkrebs liegt — mit steigender Tendenz bei fast 50 Prozent. Haut- und Hodenkrebs weisen bei Früherkennung 80 bis 90prozentige Heilungsraten auf. Das Cervix-Karzinom, der Krebs am Gebärmuttermund, könnte fast zu 100 Prozent geheilt werden, wenn mehr Frauen die Früherkennungsuntersuchung mitmachen würden.

Verschiedene Krebsarten können also schon weit besser behandelt und geheilt werden, als schwere Herzleiden (Infarkt) oder schwere Durchblutungsstörungen (Schlaganfall). Die Gesamtbilanz der Krebstherapie wird leider immer noch getrübt durch die erst spät erkennbaren Tumorleiden, für die der Ausdruck „Killerkrebs" durchaus noch berechtigt ist. Dazu gehören das Bronchialkarzinom (Lunge), oder andere Organkrebse, wie der am Magen, an den Harnwegen, an Gebärmutter und Eierstock, an der Leber, der Bauchspeicheldrüse. Hier ist in den letzten 20 Jahren tatsächlich kaum ein Fortschritt erzielt worden. Zunehmende Erfolge beginnen sich jedoch jetzt auch hier abzuzeichnen, so etwa beim kleinzelligen Lungenkarzinom oder bei den Blut- und Lymphkrebsen.

Geschürte Angst

Die Furcht vor Krankheit und Tod ist ein natürlicher Begleiter des Menschen. Einerseits dient sie als Schutzfaktor, bewahrt sie uns doch vor zuviel Leichtsinn und Waghalsigkeit. Andererseits kann sie lähmen. Sie hindert uns daran, das Vernünftige rechtzeitig zu tun. Krebs ist dafür ein Beispiel. Die Untersuchung einer Genfer Selbsthilfegruppe ergab, daß mehr als die Hälfte aller Frauen, die bei sich selbst einen Knoten in der Brust getastet hatten, noch drei Monate lang den Gang zum Arzt hinauszögerten. „Angst, Depression und Selbstmordgedanken überkommen die Frauen, denen ein Knoten in der Brust Gefahr ankündigt", heißt es in der Studie. Die Furcht vor Entstellung und Verstümmelung ist der Hauptgrund für die lähmende Verzweiflung. Seit diese Selbsthilfegruppe damit begonnen hat, sich schon vor der endgültigen Diagnose und der Klinikeinlieferung um solche Betroffenen zu kümmern, konnten diese tiefen Depressionen weitgehend abgebaut werden — ein gutes Beispiel für eine sinnvolle Aufklärung und Betreuung.

Denn beim Krebs wurde und wird leider immer noch die Angst leichtfertig geschürt. Das Gerede von der „unheilbaren Krankheit" gehört dazu, ebenso der Slogan „jeder fünfte stirbt an Krebs". Die Alarmrufe sollten zur Teilnahme an den Krebs-Vorsorge-Untersuchungen motivieren. Sie waren schließlich mit ein Grund dafür, daß sich immer weniger daran beteiligten, aus Angst. Auch heute vergeht noch kaum ein Tag, an dem wir nicht beim Frühstück durch die Zeitung oder abends beim Fernsehen alarmiert und verunsichert werden, etwa durch Schlagzeilen über die Zunahme von Krebs, durch die Warnung vor angeblichen oder tatsächlichen Krebsgiften in der Nahrung, im Wasser, in Medikamenten, in der Luft. In fast allen Medien erfährt der Bürger immer nur Bruchstücke, aus dem Zusammenhang herausgerissene Teilinformationen. Manchmal vermag sie schon der Journalist, der die Nachricht verbreitet, nicht richtig einzuordnen. Der Leser oder Hörer wird meist nur verwirrt und verängstigt. Heute wird ihm der bald bevorstehende Sieg über den Krebs verheißen, morgen erfährt er von enttäuschten Hoffnungen. Auch Ärzte bedenken oft nicht, welche Wirkung ihre Äußerungen in der Öffentlichkeit haben können.

In der Berner Studie über die Gründe der Angst kam das deutlich zum Ausdruck: Nirgends gibt es soviel falsches oder unvollständiges Wissen, wie auf diesem Gebiet! Dabei wird es nötig sein, den Menschen die Angst vor dem Krebs zu nehmen, wenn neue Wege der Vorsorge und Therapie gesucht und gegangen werden sollen. Das beste Programm taugt nichts, wenn die nicht mitmachen, denen es helfen soll. Zu den richtigen Worten müssen dann allerdings auch sichtbare Erfolge kommen. Erst wenn dem Gesunden gesagt und gezeigt werden kann, daß ihm im Falle einer Erkrankung auch geholfen werden kann, wird er die Angst vor der Diagnose verlieren. Alle Früherkennungsprogramme können nur dann erfolgreich sein, wenn ein entsprechendes Therapieangebot dahintersteht.

Das voreilige Vorsorgeprogramm

1974 startete die Deutsche Krebshilfe mit einem Millionenaufwand aus Spenden und mit hohen Erwartungen ihre Programme zum

Kampf gegen den Krebs. Im Mittelpunkt stand die Vorsorge. Ausgehend von der durchaus richtigen Erkenntnis, daß eine Krankheit um so besser geheilt werden kann, je früher sie entdeckt und behandelt wird, wurde ein Früherkennungsprogramm entwickelt und propagiert. Doch obwohl nicht nur die Deutsche Krebshilfe, sondern die gesamte Ärzteschaft und die Krankenkassen hinter dem Programm standen, muß es weitgehend als gescheitert angesehen werden. Mehr als etwa 30 Prozent der Frauen und 20 Prozent der Männer machten nie mit. „Das Programm hat die hochgeschraubten Erwartungen nicht erfüllt; Enttäuschung und Ernüchterung greifen Platz", heißt es in einer Untersuchung des Bundesforschungsministeriums von Ende 1983. Wie ist dieser geringe Erfolg zu erklären? War es alleine die Angst vor der Diagnose, die den Großteil der Angesprochenen davon abhielt, zum Arzt zu gehen und sich untersuchen zu lassen?

Ein sehr früher Kritiker dieser Art von Vorsorge, Professor Dr. Dr. *Ernst Krokowski* aus Kassel, hat einmal das Ergebnis der ganzen Bemühungen so zusammengefaßt: „Es werden mehr Krebskranke länger als bisher mit einer quälenden Therapie belastet".

Dieses sehr harte Urteil belegte er mit einem Beispiel: Krebs hat im allgemeinen eine sehr lange Entwicklungsphase. Nehmen wir an, es dauert zehn Jahre, bis ein Tumor sein Endstadium erreicht. Das wäre die Zeit, die zwischen der ersten bösartigen Zelle und dem Tod liegt. Bevor die Vorsorgeuntersuchungen eingeführt wurden, ließ sich — als Beispiel — die Geschwulst etwa neun Jahre nach der Entstehung entdecken. Der Patient verstarb ein Jahr nach der Diagnose. Durch die Vorsorgeuntersuchung konnte nun die Geschwulst etwa acht Jahre nach der Entstehung entdeckt und behandelt werden. Wenn jetzt der Patient zwei Jahre überlebte, so lebte er scheinbar ein Jahr länger, als der ohne Vorsorge gebliebene. Denn die Überlebenszeit wird in der medizinischen Statistik immer ab der Diagnose gerechnet. „Wir haben die Überlebenszeit des Kranken durch unsere Vorsorgemaßnahmen um ein Jahr verlängert", konnte nun als Erfolg verkündet werden. In Wirklichkeit lebte der Patient trotz Vorsorge und Behandlung nicht länger als der unbehandelte Patient, nämlich zehn Jahre.

Dieses Beispiel ist im Prinzip richtig. Nur könnte es dazu führen, alle Vorsorgebemühungen in Bausch und Bogen abzulehnen, wie es leider auch getan worden ist. Und das wäre grundfalsch. Wir werden deshalb auf dieses Beispiel noch zurückkommen müssen. Denn in ihm liegt eine wesentliche Erkenntnis zur Lösung des Krebsproblems: Die Vorsorge muß noch früher und umfassender angesetzt werden, als es damals geplant und durchführbar war.

Das harte Urteil von Professor *Krokowski* traf die damalige Situation ziemlich genau. Die therapeutischen Möglichkeiten hinkten hinter den diagnostischen hinterher. Die frühere Diagnose nutzte nur wenigen. Denn die meisten konnten dennoch nicht geheilt werden. Die ganze Vorsorgeaktion war im Grundprinzip nicht falsch, sie war voreilig. Man konnte noch nicht halten, was man versprach.

Auch dieses Urteil muß mit Einschränkungen versehen werden. Die Früherkennung von Gebärmuttermund-Krebs hatte auch damals schon ihre Berechtigung. Da gab es wirkungsvolle Behandlungsmethoden. Viele Frauen sind dadurch gerettet worden. Beim Brustkrebs muß das Resümee kritischer ausfallen. Der Tastbefund kann günstigenfalls Knoten von einem Zentimeter Durchmesser aufdecken. Das ist aber keine Früherkennung mehr, sondern eine „Spätdiagnose". In über 30 Prozent aller Fälle hat ein so großer Knoten schon Tochtergeschwülste (Metastasen) abgesiedelt. Und da die Metastasenbekämpfung vernachlässigt wurde, änderte sich an der Gesamtsterblichkeit bei dieser Krebsart nur wenig. Dennoch verdanken auch dieser noch unvollkommenen Vorsorge viele Frauen ihr Leben. Und bei den heutigen verbesserten Möglichkeiten der Diagnose und Therapie wäre es sträflicher Leichtsinn, die Früherkennungsuntersuchung nicht wahrzunehmen.

Die damals eingeführten Tastuntersuchungen auf Prostata- oder Darmkrebs waren von vornherein unzulänglich. Die meisten Geschwülste im Darm können nicht erfühlt werden. Erst seit der Einführung der Stuhluntersuchung auf Blut kann von einer wirklichen Frühdiagnose gesprochen werden. Beim Prostata-Karzinom muß man wohl Professor *Hackethal* recht geben, wenn er alle Männer aufrief, um jeden Urologen einen großen Bogen zu machen. Seiner Ansicht, daß durch die Untersuchung und Behandlung ein „Haustierkrebs" oft erst zu einem „Raubtier" wird, stimmen heute selbst viele seiner damaligen Kritiker zu. Außerdem ist bei dieser Krebsart durch neue Behandlungsmethoden die Früherkennung nicht mehr so ausschlaggebend. Das Prostata-Karzinom kann heute auch dann noch erfolgreich therapiert werden, wenn es sich als „Raubtierkrebs" herausgestellt haben sollte.

Die Mißerfolge des ersten Vorsorgeprogramms sollten jedoch nicht dazu führen, die Krebsvorsorge generell abzulehnen, oder ihr nur einen geringen Wert beizumessen. Im Gegenteil: Nur über eine konsequente Vorsorge wird es möglich sein, die Krebskrankheit besser in den Griff zu bekommen. Dazu sind jedoch neue Ansätze und Wege nötig.

Mehr Beschuldigte als Täter

Neben der teilweise falsch konzipierten und voreilig gestarteten Vorsorgeaktion liefen damals auch riesige Forschungsprogramme an, um die Krebsursachen aufzuspüren. Da nur die Industrieländer von der enormen (statistischen) Zunahme der Krebshäufigkeit betroffen schienen, lag es von Anfang an nahe, die Gründe dafür der Industrie anzulasten, den qualmenden Schornsteinen, der Retortenchemie, den Süchten des Menschen.

Epidemiologen verglichen Völker und ihre Lebensweisen. Chemiker fahndeten nach Giftspuren in Bier und Butter. Und bald gab es auch die ersten Ergebnisse: Die Epidemiologen fanden heraus, daß in Japan Brustkrebs sehr selten ist, Magenkrebs dagegen unverhältnismäßig häufig. In den USA war es umgekehrt. Das konnte nur mit unterschiedlichen Ernährungsgewohnheiten erklärt werden. Die Biochemiker fanden die Benzpyrene im Abgas der Autos und im Qualm der Zigaretten, die Aflatoxine in verschimmelten Lebensmitteln, die Nitrosamine im Bier und im Gemüse. Sie fanden Asbest und Cadmium. Sie spürten bisher an die tausend Substanzen in unserer Umwelt auf, die Krebs auslösen können. Sie nannten sie Kanzerogene. Und der Weg zur Befreiung von dieser Geißel schien gefunden: Wenn wir die Krebsgifte ausschalten, besiegen wir auch den Krebs.

Jetzt beginnen wir zu begreifen, daß die Rechnung so einfach nicht aufgeht. Es ist schon einfach von der Zahl her aussichtslos, alle Krebsnoxen auszuschalten. Mit vielen werden wir leben müssen, sie kommen ja nicht nur in der Chemie vor, sondern auch in der Natur. Damit soll nichts bagatellisiert werden: Wo sie zu vermeiden sind, etwa beim Asbest, muß es auch geschehen. Aber das Ausschalten der Krebsgifte allein wäre sicher nicht die Lösung. Das würde nur einen Teilerfolg bringen, und vermutlich nur einen sehr bescheidenen. Denn einmal können Kanzerogene selten allein Krebs auslösen, so direkt und kausal, wie ein Influenzavirus die Grippe. Und zum zweiten erscheint es fraglich, ob beispielsweise jemand, der das Rauchen aufgibt, sich damit auch vor jedem anderen Krebs schützt.

Es gibt stichhaltige Hinweise dafür, daß die Umweltgifte, die Kanzerogene, vor allem bestimmen, in welchem Organ die Krankheit ausbricht, daß sie aber die Krebsneigung eines Menschen insgesamt kaum beeinflussen, daß andere Auslösefaktoren gewichtiger sind. Das soll nicht heißen, daß es zwecklos sei, den Menschen von einer gesunden Lebensweise zu überzeugen und ihn zum Verzicht auf nachweisliche Schadstoffe anzuhalten. Nur darf man sich davon alleine keinen vollen Erfolg erhoffen. Zu einer wirkungsvollen Vorsorge dürfte mehr gehören.

Professor *Dietrich Schmähl* vom Heidelberger Krebsforschungszentrum, lange Zeit einer der eifrigsten Sucher nach Krebsgiften in der Umwelt, hat die Krebsentstehung in einer Formel zusammengefaßt:

$$\begin{aligned} \text{C (Krebs)} \quad &= \text{D (Disposition)} \\ &+ \text{E (Exposition)} \\ &+ \text{A (Alter)} \end{aligned}$$

Dabei steht D (Disposition) im weitesten Sinne für Veranlagung. Sie kann erblich oder auch während des Lebens erworben sein. Ein typisches Beispiel ist das Gallenblasenkarzinom. Das gibt es niemals in einer gesunden Gallenblase, sondern immer nur in einer chronisch entzündeten „Steinblase". Das wäre eine erworbene Disposition. Eine erbliche Disposition könnte bei Brustkrebs vorliegen, ebenso beim Dickdarmkrebs.

Exposition bedeutet die Belastung durch die Umwelt. Als Beispiel dafür nennt Prof. *Schmähl* den Raucherkrebs. Ein anderes wäre der

Hautkrebs. Er wird fast ausschließlich durch zu intensive Sonnenbestrahlung ausgelöst.

Der dritte Faktor (A) wäre das Alter. Ein Beispiel wäre das Prostata-Karzinom, ein ausgesprochener Alterskrebs. Über 50 Prozent der Männer über 80 haben ihn latent. Aber kaum einer stirbt daran.

Zusammenfassend meint der Heidelberger Krebsforscher: Es gibt keine wissenschaftliche Erkenntnisse, daß die Industrialisierung, die Luftverschmutzung oder andere Faktoren einen alleinigen Einfluß auf die Krebshäufigkeit haben, mit Ausnahme der Zigaretten.

Der falsche Weg

Wie konnte es dazu kommen, daß im Kampf gegen den Krebs ein Weg eingeschlagen wurde, der uns dem Ziel nur wenig näherbrachte? Um diese entscheidende Frage zu beantworten, müssen wir noch einmal den schon zu Anfang zitierten Satz anführen: „Eine Körperzelle, die sich bösartig verändert und schrankenlos wuchert, muß einen Organismus finden, der dies zuläßt."

Dieser Satz läßt zwei mögliche Wege zur therapeutischen Lösung des Krebsproblems zu. Man kann medizinisch bei der Zelle ansetzen, die entartete Zelle ausmerzen. Oder man kann beim Körper ansetzen, ihn so unterstützen, daß er bösartiges Wachstum nicht zuläßt. Ob man diesen oder jenen Weg geht, hat erhebliche Konsequenzen für alle therapeutischen Maßnahmen, von der Vorsorge über die klinische Behandlung bis hin zur Nachsorge. Die herrschende Medizinergeneration entschied sich vor 30 Jahren für den Weg über die Zelle.

Der schon immer schwelende Streit zwischen „Außenseitern", die auf ihre „Ganzkörperbehandlung" schworen und den „Schulmedizinern", die auf die Zellvernichtung setzten, flammte auf. Dr. *Josef Issels,* der „Krebsarzt vom Tegernsee", ist wohl der bekannteste Arzt, der das in ganzer Schärfe zu spüren bekam. Per Gerichtsbeschluß sollte ihm in zwei Prozessen in München untersagt werden, weiterhin Krebskranke nach seinen ganzheitlichen oder immunbiologischen Auffassungen zu behandeln. So mancher hielt damals so manchen für einen Scharlatan.

Dieser Streit, den die Nachzügler auf beiden Seiten noch heute führen, kann nur aus der Zeit und aus der Geschichte der Medizin heraus richtig begriffen werden. Die sogenannte Schulmedizin hat seit *Rudolf Virchow*, der die einzelne Körperzelle als Schlüssel für Gesundheit und Krankheit angesehen hatte, bedeutende Erfolge errungen. Sie hat viele Krankheiten erklärbar und heilbar gemacht. Was lag näher, als auch beim Krebs die Zelle als alleinigen Krankheitssitz zu betrachten. Wenn es gelingen würde, die bösartigen Zellen wegzuschneiden, zu zerstrahlen oder chemisch zu vergiften, dann — so das Dogma — würde der Kranke geheilt werden können. Im Krebs sah man eine reine Zellerkrankung, die irgendein Organ befällt. Die Zellwucherung mußte nur genügend radikal weggeräumt werden, um zu einem Erfolg zu kommen. Der kranke Körper, der die Krankheit überhaupt erst zuläßt, interessierte wenig.

Issels und andere setzten dagegen: Krebs ist eine Erkrankung des ganzen Körpers, die Geschwulst ist nur das späte sichtbare Symptom. Wer Krebs wirklich heilen will, muß den ganzen Körper heilen. Er muß den krankhaften Zustand, das „Milieu" beseitigen, in dem Krebs erst gedeihen kann.

Heute gehen beide Seiten aufeinander zu. Die „Schulmediziner" sind dabei, den „Körper" zu entdecken, zumindest die entscheidende Rolle, die das körpereigene Abwehrsystem bei der Krebsentstehung und -bekämpfung spielt. Und die „Außenseiter" müssen anerkennen, daß die Zellforscher nicht nur Grundsätzliches über die Krebsentstehung aufgedeckt haben, sondern auch bei der Therapie beeindrukkende Teilerfolge ermöglicht haben. Die neuesten Entdeckungen über die Entstehung und Ausbreitung von Krebs zwingen geradezu beide Seiten, künftig gemeinsam zu handeln, denn:

- Alle Mittel der Schulmedizin, Stahl, Strahl, Chemotherapie oder Hormone reichen allein selten aus, um den Krebs zu heilen.
- Alle Mittel der Immuntherapie alleine reichen meist ebenfalls nicht aus, einer fortgeschrittenen Zellwucherung Einhalt zu gebieten.

Auf beiden Seiten gibt es heute genug Therapeuten, die bereit sind, über den Graben zu springen, die erkannt haben, daß man dem Kranken nur dann wirklich helfen kann, wenn beide Heilmethoden zusammengefaßt werden. Dr. *Issels* war immer ein Befürworter solcher Zusammenarbeit. Heute gibt es bereits Hochschulkliniken, in denen Mistelextrakte oder Zellinjektionen zur Abwehrstärkung verabreicht werden. Und es gibt Naturheilpraxen, in denen Chemotherapie betrieben wird.

Wie entsteht Krebs?

Mindestens 3 Auslöser

Der Schleier lüftet sich. Die Geißel Krebs wird in ihren Ursachen erklärbar. Damit werden nicht nur ursächlich wirkende Therapien möglich. Auch viele Ängste werden sich als übertrieben oder unnötig herausstellen. Die „schrecklichen Vereinfacher“ und „Angstmacher“, die so gerne in direkten Ursache-Wirkung-Beziehungen denken, werden es künftig schwerer haben, ihre Argumente zu begründen. Die Krebsentstehung läßt sich vermutlich nicht auf einen Nenner bringen, etwa auf die Umweltverschmutzung oder die Gifte im Essen. Die Entstehung ist „multikausal“, wie der Mediziner sagt, also durch verschiedenartige Ursachen bedingt. Andererseits eröffnet gerade die Vielfältigkeit der Krebsentstehung auch mehrere Chancen zu seiner Bekämpfung. Was jetzt als gesichertes Wissen gelten kann, ist dies:

- Es gibt wohl keine Ursache, die für sich allein Krebs auslösen könnte.
- Es müssen mindestens drei Faktoren zusammenkommen, um eine Krebserkrankung entstehen zu lassen.

Das hat wichtige Konsequenzen. Einmal erklärt es, warum die große Mehrheit der Menschen nicht an Krebs erkrankt — trotz aller Ernährungssünden, Genußsüchte und Umweltgifte. Sie besitzen bis ins hohe Alter hinein einen natürlichen Schutz. Zweitens, und das ist weniger beruhigend, läßt sich in absehbarer Zeit wohl keiner der drei Faktoren völlig ausschalten. Die Krankheit wird sich eindämmen, zurückdrängen, häufiger heilen lassen. Aber eine mögliche Gefahr für jeden einzelnen von uns wird sie wohl noch lange bleiben.

Die drei auslösenden Faktoren, die zusammentreffen müssen, sind:

1. Ein Onkogen
2. Ein Promoter (Kanzerogen)
3. Ein Immundefizit

Was hier in der medizinischen Fachsprache aufgezählt wurde, läßt sich leicht erklären:

Zünder in der Zelle

Onkogen ist eine Wortzusammensetzung aus dem Griechischen. Onko bedeutet soviel wie Geschwulst, Gen ist ein winziges, aber wichtiges Teilchen unseres Erbgutes. Ein Onkogen ist also ein krebserzeugendes Gen. Es ist eins von den vielen Millionen anderer Gene, die zu einem Strang zusammengewunden, unser Erbgut, die Chromosomen bilden. Wenn Sie sich diese Chromosomen als eine Kette vorstellen, dann sind die Gene die einzelnen Perlen. Die Gene, meist mehrere zusammen, sind für bestimmte Funktionen der Zelle zuständig. In den Zellen der Magenschleimhaut muß beispielsweise häufig ein bestimmtes Enzym für die Verdauung hergestellt werden. Der Bauplan dafür ist in bestimmten Genen enthalten. Wird das Enzym benötigt, werden die zuständigen Gene freigesetzt, sogenannte Boten-RNS holt vom Gen einen Abdruck des Bauplanes und bringt ihn zu den „Eiweißfabriken" in der Zelle. Dort werden entsprechend der Anweisung kleine Eiweißbausteine zu einem funktionsfähigen Molekül zusammengeknüpft, dem Enzym.

Grundsätzlich ist von Bedeutung: Jede Körperzelle enthält den gesamten Gensatz eines Menschen — vermutlich auch das Onkogen. Aber nur die Gene, die für die spezielle Aufgabe dieser Zelle gebraucht werden, sind normalerweise aktionsbereit. Alle anderen sind fest verschlossen. In einer Leberzelle sind andere Gene tätig als in einer Muskelzelle, im Darm andere als in der Niere.

Für die Krebsentstehung wichtig ist an diesem Vorgang folgendes: Da jede unserer Körperzellen alle Gene enthält, auch das Onkogen, kann Krebs theoretisch in jeder Körperzelle ausbrechen, zu jeder Zeit. Das ist sicher keine beruhigende Vorstellung. Aber zunächst besagt das nur eins: Jeder Mensch, jedes Tier ist durch Krebs gefährdet.

Einige Krebsforscher sind sogar der Meinung, die Onkogene seien Überbleibsel aus der Urzeit des Lebens. Das ist gut möglich. Denn die Natur hat alle Gene, die in der Evolution irgendwann, bei irgendeinem unserer tierischen Vorfahren, eine wichtige Rolle spielten, aufgehoben. In unserem Genbestand befinden sich mit Sicherheit noch welche, die auch schon in der Urzeit aktiv waren. Und damals könnte das Onkogen eine wesentliche Rolle für die Lebenserhaltung gespielt haben. Die ersten Zellen, die sich vor etwa 3,5 Milliarden Jahren in der Ursuppe bildeten, waren noch nicht spezialisiert, sie hatten noch keine Wachstumsbremse. Sie kannten nur ein Ziel: Teilen und vermehren, teilen und vermehren — ohne Rücksicht auf die Umgebung. Sie waren sozusagen unsterblich, wie es übrigens Krebszellen auch heute noch sind, solange sie im Labor kultiviert werden.

Jede gesunde Zelle der jetzigen Lebewesen hat die Fähigkeit, sich etwa 50 mal zu teilen. Dann erlischt diese Vermehrungsfähigkeit. Nicht so bei der Krebszelle. In fast allen großen Krebslabors schwimmen in Nährlösungen die sogenannten Hela-Zellen, Krebszellen, die der Amerikanerin *Helen Lang* vor rund 50 Jahren aus einer Geschwulst entnommen wurden. Seitdem wuchern sie unentwegt weiter, getreu der Anweisung aus Urzeiten: teilen und vermehren.

Amerikanische Forscher fanden, einmal auf die Spur gekommen, solche Onkogene so häufig, daß man tatsächlich annehmen kann, sie befinden sich in jeder Zelle eines jeden Lebewesens. Genauere Untersuchungen zeigen sogar, daß diese Gene heute noch bei der Zellvermehrung eine Rolle spielen. Vor jeder normalen Zellteilung werden sie aktiviert. Sie liefern die Bauanleitung für bestimmte Phosphorverbindungen, die zur Zellteilung benötigt werden. Aber es wird nur eine kleine Menge dieser Verbindungen gebraucht und nach vollendeter Teilung wird die Produktion gestoppt. Ein Beispiel dafür ist die Wundheilung. Vom Rande her teilen sich die Hautzellen nur so lange, bis die Wunde zugewachsen ist. Bei Krebszellen scheint das anders zu sein: Da produzieren die Onkogene Unmengen dieses „Teilungsförderers", ohne Unterlaß. Irgendetwas hat die Zelle aus dem Gleichgewicht gebracht.

Könnten das sogenannte „Onkoviren" gewesen sein, krebsauslösende Viren? Eine Forschergruppe um Professor *Bauer* am Heidelberger Krebsforschungszentrum hat diese winzigen Partikel entdeckt. In ihrer chemischen Zusammensetzung ähneln sie Genen (auch dem Onkogen). Es sind ja auch Gene, allerdings stammen sie aus dem Erbgut von Viren. Bei vielleicht jeder Infektion mit Grippe, Masern oder Herpes kann so ein krebsförderndes Virusgen in unseren Körper eingeschleppt worden sein. Doch zunächst passiert meist gar nichts. Dieser „geschwulstauslösende Virusteil" wird in der Zelle, nahe bei den Chromosomen abgelegt. Wahrscheinlich ruht er da oft lebenslang, ja, vermutlich kann er bei der Zeugung mit auf die Nachfahren vererbt werden. Aber irgendwann, aus irgendeinem Anlaß, kann das Teilchen „virulent“ werden. Noch ist nicht klar, ob Onkogen und Onkovirus bei der Krebsentstehung zusammenwirken müssen; oder ob sie auch jeweils einzeln in der Lage sind, eine Zelle zur Entartung zu bringen. Müssen beide zusammenwirken, dann würde das vielleicht erklären, warum viele Menschen scheinbar zeitlebens gegen Krebs gefeit, andere aber anfällig sind. Jeder Mensch hat zwar die Onkogene, aber nicht alle haben Onkoviren in ihren Körperzellen.

„Endlich besteht die Chance, dem Krebsphänomen wirklich auf den Grund zu kommen“, feierte die große amerikanische Zeitschrift „Nature“ 1983 diese Forschungsergebnisse. Der New Yorker Tumorforscher *Norton Zinder* meinte: „Es sieht so aus, als seien wir auf der richtigen Spur.“ Krebsgene, wie ein Zünder in den Zellen verankert, wären dann ein Erbschicksal. Die Forscher sehen das aber nicht als düstere und entmutigende Vorstellung. Sie halten sich an die so vielfach bestätigte Tatsache: Sind erst einmal die Ursachen einer Krankheit bekannt, so findet sich meist auch bald ein Abwehrmittel. Professor *Frank Rauscher*, Forschungschef der amerikanischen Krebsgesellschaft, formulierte die neue Fragestellung so: „Was schaltet Krebsgene an, und wie knipst man sie aus?“

Ziemlich sicher scheint aber auch eine weitere Erkenntnis zu sein: Die Onkogene oder Onkoviren im Erbgut werden in einem gesunden Körper von sogenannten Kontrollgenen zuverlässig unter Verschluß gehalten. Auch wenn beide Gefährdungen zusammenkommen, passiert ohne weitere Anstöße noch nichts. Um die Krankheit ausbrechen zu lassen, muß mit großer Wahrscheinlichkeit noch mindestens ein Faktor hinzukommen, der als „Anstoßer“ oder „Anschalter“ fungiert. Das sind vor allem die Kanzerogene.

Anstoßer aus der Umwelt

Die Anlage zum Krebs trägt also jedes Lebewesen in sich. Damit müssen wir uns abfinden. Aber die Anlage bedeutet nicht, daß nun auch jeder erkranken muß. Dazu bedarf es zusätzlicher Anstöße. Und diese „Anstoßer“ (Promoter) müssen aus der Umwelt der Zelle kommen: aus dem Körper, in dem die Zelle lebt oder aus der Umwelt des Körpers. Und schon fällt das Stichwort „Umweltverschmutzung“: Die „Umweltgifte“ sind an allem schuld.

Doch so einfach ist es auch hier wieder nicht. Den direkten Kausalzusammenhang: „Hier Ursache — da Wirkung“ kennt man bei dieser Krankheit nicht. Denn zunächst einmal muß man auch bei den „Anstoßern“ unterscheiden. Wissenschaftlich faßt man sie unter „Kanzerogenen“ zusammen. Es gibt darunter einige, die vermutlich alleine in der Lage sind, die Krankheit in Gang zu bringen; und es gibt andere, das sind die meisten, die als „Co-Kanzerogene“ bezeichnet werden. Sie schaden erst dann, wenn sie im Körper mit anderen schädlichen Stoffen zusammenkommen. Manche dieser Stoffe werden auch erst vom Körper selbst zu einem Krebsgift gemacht.

Zu den Schadstoffen mit starker Wirkung gehören beispielsweise die Nitrosamine (Stickstoffverbindungen). Da Stickstoff (in der Luft, im Boden und im Eiweiß der Nahrung) überall vorhanden ist, kommen Nitrosamine auch immer vor, wenn wir etwas essen. Bei jeder Mahlzeit bilden sie sich schon im Speichel, im Magen, im Darm. Auch beim Rauchen nehmen wir sie auf. Stark gedüngte Lebensmittel (Stickstoffdünger) tragen besonders zu ihrer Bildung bei. Den „Entschärfer“ aber liefert die Natur meist gleich mit, das Vitamin C. Wer zum Steak Salat ißt, bildet bei der Verdauung weniger Nitrosamine. Vielleicht liegt es daran, daß beispielsweise Magenkrebs stark zurückgeht. Wir essen gesünder — zumindest in dieser Beziehung.

Ein schwaches Krebsgift dagegen ist das Benzpyren, eine teerähnliche Kohlenwasserstoffverbindung. Sie entsteht bei allen Verbrennungsvorgängen, am Grillfleisch und vor allem beim Rauchen. Allein ist Benzpyren jedoch ziemlich unschädlich. Nur bei bestimmten Personen, die einen speziellen Enzymdefekt haben, wird es im Körper zum Gift umgebaut. Und auch hier scheint es einen natürlichen Schutzstoff zu geben, das Vitamin A oder seine Vorstufe, das Karotin.

An die tausend Stoffe — natürliche und chemische — haben die Forscher bisher entdeckt, die als „Krebsanstoßer“ erster und zweiter Klasse anzusehen sind. Ein ganzes Buch ließe sich darüber schreiben.

Egbert Koch hat es mit „Krebswelt“ (Krankheit als Industrieprodukt) getan. Leider macht er nun fast ausschließlich die Umweltverschmutzung für alle Krebskrankheiten verantwortlich. Damit wird nicht nur unnötige Angst verbreitet, es wird auch in eine falsche Richtung gezielt. Die Umweltgifte, einzeln und insgesamt, spielen bei der Krebsentstehung vermutlich nur eine untergeordnete Rolle. Nach einer ziemlich zuverlässig scheinenden Untersuchung der amerikanischen Epidemiologen Dr. *Doll* und Dr. *Peto* ist die Umweltverschmutzung nur an etwa zwei Prozent aller Krebserkrankungen beteiligt. Im einzelnen kommen die Amerikaner zu folgenden Feststellungen über krebsauslösende Umweltfaktoren:

1 %: Medizinische Behandlungen, wie Strahlen, Medikamente.

1 %: Industrielle Produkte, wie Kunststoffverpackungen u. a.

1 %: Lebensmittelzusätze.

2 %: Umweltverschmutzung.

3 %: Natürliche Belastung durch radioaktive Strahlen und ultraviolettes Licht.

3 %: Alkoholkonsum.

4 %: Schadstoffe am Arbeitsplatz, wie etwa Asbest.

7 %: Sexuelles Verhalten, wie Alter beim ersten Geschlechtsverkehr, häufiger Partnerwechsel, Hygiene der Sexualorgane.

10 %: Infektionskrankheiten.

30 %: Rauchen.

35 %: Ernährungsfehler.

Diese Untersuchung, die von anderen Forschern weitgehend bestätigt wird, zeigt, daß die größere Krebsgefahr nicht in unserer chemisch verschmutzten Umwelt, sondern in unserer Innenwelt lauert. Die innere „Körperverschmutzung“, die wir durch falsche Ernährung und Genußsucht herbeiführen, ist das bedenklichere und vielleicht auch am ehesten zu beseitigende Risiko. Einige Untersucher geben der falschen Ernährung sogar die Mitschuld an der Hälfte aller Krebserkrankungen. In den Kapiteln über die Ernährung und das Krebsmilieu wird näher darauf eingegangen.

Mit dem Gesagten sollen die Umweltgifte nicht bagatellisiert werden. Natürlich ist es nötig, jedes erkannte Krebsgift möglichst auch zu eliminieren. Man kann auch ohne Asbest auskommen. Die meisten bereits erkannten Schadstoffe lassen sich aber gar nicht aus unserer Umwelt verbannen, schon weil viele natürlichen Ursprungs sind.

Für das weitere Verständnis wichtig ist jedoch dies:

- Alle Menschen haben krebsauslösende Gene in ihren Körperzellen und alle Menschen kommen mit Krebsanstoßern (kanzerogenen Umweltfaktoren) in Berührung. Da dennoch aber nur eine Minderheit der Menschen erkrankt, muß es noch mindestens einen dritten Faktor geben, der bei der Krebsentstehung eine Rolle spielt.

Lücken in der Abwehr

In der Medizin sind epidemiologische Studien modern geworden. Durch die Untersuchung großer Bevölkerungsgruppen, den Vergleich ihrer Lebensgewohnheiten, z. B. der Ernährung, wird nach sogenannten Risikofaktoren gefahndet. So kommt man auf Zusammenhänge wie den, daß der Herzinfarkt durch zu hohen Blutfettgehalt und dieser wieder durch zuviel Cholesterin in der Nahrung gefördert wird. Oder daß starke Raucher ein um etwa zehn Prozent höheres Risiko haben, an Lungenkrebs zu erkranken. Das sind wertvolle Erkenntnisse. Die Versuchung ist aber auch immer groß, den gefundenen Zusammenhang in eine Ursache-Wirkung-Beziehung zu setzen. Aber so direkt sind meistens die Zusammenhänge nicht. Die Kausalkette „Fettverzehr — Herzinfarkt“ mußte schon revidiert werden. Denn einmal sind solche gefundenen Beziehungen rein statistische. Sie sagen nichts über den individuellen Fall aus. Trotz mehrerer Risikofaktoren kann ein Mensch uralt werden. Und übersehen wird dabei meist eine viel interessantere Fragestellung: Warum erkranken viele trotz des gleichen Risikos nicht?

Was schützt neun von zehn Rauchern vor Lungenkrebs? Warum erkranken nicht alle fettsüchtigen Frauen an Brustkrebs?

Warum bekommen nicht alle Alkoholiker Speiseröhrenkrebs? Und warum bekommen Menschen, die zeitlebens Genußgifte vermieden haben und vielen Schadstoffen aus der Umwelt aus dem Wege gegangen sind, dennoch Krebs? Was schützt die einen, was läßt die anderen erkranken?

Wiederholen wir es noch einmal: Jeder von uns trägt die Anlage zur Zellentartung in seinen Genen, jeder kommt mehr oder weniger stark mit Kanzerogenen aus der Umwelt in Berührung. Eigentlich müßte jeder an Krebs erkranken. Und viele, vielleicht sogar die meisten Krebsärzte sind der Ansicht, daß jeder von uns auch häufig erkrankt, daß sich im Körper Krebszellen bilden, wohlmöglich täglich, vielleicht alle paar Monate oder alle Jahre. Er spürt nichts davon, jedenfalls meistens. Er erkrankt nicht ernsthaft. Warum? Weil er über ein abwehrstarkes Immunsystem verfügt! Die „Krebsinfektion" geht vorüber wie der Anflug von Grippeviren.

Von den drei Faktoren, die zusammenkommen müssen, um Krebs entstehen zu lassen, ist das Immundefizit, also eine Schwäche des Abwehrsystems, der dritte — und ziemlich sicher der wichtigste. Erinnern Sie sich noch an den zu Anfang zitierten Satz, daß sich eine Krebszelle den Körper suchen muß, der die entartete Zelle wuchern läßt? Der abwehrgeschwächte Organismus ist dieser Körper!

Der Gedanke, daß zwischen Abwehrsystem und Krebskrankheit ein Zusammenhang besteht, ist so alt wie dieses Jahrhundert. Auch die Versuche, durch eine Stärkung des Immunsystems den Krebs zu besiegen, reichen zurück bis an den Anfang dieses Jahrhunderts. Als „Immuntherapie" hat vor allem Dr. *Josef Issels* diese Bemühungen weithin bekannt gemacht.

Die Medizin geht — wie jede Wissenschaft — manchmal seltsam verschlungene Wege, hinterher oft kaum verständliche. Da hat man schon im vorigen Jahrhundert die Impfungen gegen Krankheiten entwickelt, also eine aktive Immuntherapie betrieben. Gegen Viruserkrankungen hat man damit großartige Erfolge erzielt. Infektionen, die noch vor zwei, drei Generationen mehr Opfer als der Krebs forderten, sind keine große Gefahr mehr. Für Krebs galt jedoch lange der Lehrsatz: „Das hat nichts mit dem Immunsystem zu tun."

Daß unser Immunsystem ein paar mehr Aufgaben hat, als eingedrungene Krankheitserreger zu bekämpfen, entdeckte die Hochschulmedizin eigentlich erst, als es sich bei bestimmten Therapien als störend herausstellte, nämlich dann, als man die ersten Organverpflanzungen wagte. Chirurgisch war die Übertragung einer Niere von Anfang an kein großes Problem. Dieses begann erst, wenn der Patient mit der fremden Niere leben sollte. Der Körper versuchte fast verzweifelt, das fremde Organ abzustoßen. In der Anfangsphase der Organtransplantationen gelang ihm das fast immer. Das Immunsystem blieb Sieger! Und auch heute überleben Patienten mit einem eingepflanzten Herzen, einer Niere oder einer Leber nur dann, wenn man ihr Abwehrsystem mit Medikamenten wirksam unterdrücken kann. Und prompt stellte sich eine Nebenwirkung dieser Immundepression ein: Die Patienten werden nicht nur anfälliger für Infektionskrankheiten (das hatte man erwartet), sondern sie erkranken auch viel häufiger als andere an Krebs!

Nun begann in den Forschungslabors rund um die Welt ein Wettrennen: Wenn das so ist, dann müßte sich doch Krebs auch über das Immunsystem bekämpfen lassen. Auf kaum einem medizinischen Gebiet sind wohl im letzten Jahrzehnt soviele Forschungsarbeiten veröffentlicht worden, wie auf dem der Immunologie. Doch leider steht die Menge der gewonnenen Erkenntnisse noch in einem Mißverhältnis zu ihrer therapeutischen Nutzung. Man hat viele, viele Mosaiksteinchen, aber man hat das Puzzle noch nicht zu einem klaren Bild zusammensetzen können. Am Ende von langen Kongreßreden über die Immuntherapie bei Krebs folgt meist der frustrierende Satz: „Eine praktisch durchführbare Immuntherapie gibt es noch nicht."

Ein Grund, warum die Kliniker so zögernd an die Immuntherapie herangehen, ist sicher der: Mit einigem Recht fordern sie, daß ein neues Mittel, das sie anwenden sollen, vorher ausreichend geprüft und daß seine Wirkung belegt sein müsse. Für solche Prüfungen haben die Kliniker sehr strenge Regeln aufgestellt. Die kann ein praktischer Arzt in seiner Praxis nicht anwenden. Er mag vielleicht viele gute Erfahrungen machen, aber das zählt wenig als Beweis. Und ein Kliniker wiederum kann nicht oder nur selten ausreichende Erfahrungen am Kranken sammeln. Dazu liegt der Kranke viel zu kurze Zeit in der Klinik. In zwei, drei oder auch sechs Wochen zeigt eine Immuntherapie kaum eine meßbare Wirkung. Also entsteht beim Kliniker der Eindruck, das Mittel bewirke nichts oder nur äußerst wenig. Daß viele der so behandelten Patienten noch nach Jahren leben, erfährt der Kliniker selten. Und wenn er dann noch gar hört, daß sich der Kranke das Mittel vom Heilpraktiker spritzen läßt, dann fassen viele es gar nicht erst an. Das könnte dem Ruf schaden.

Mit menschlichen Schwächen, Standesdenken und Vorurteilen muß man überall rechnen, auch Ärzte sind davon nicht frei. Grundsätzlich aber setzt sich mehr und mehr die Ansicht durch: Über die Immuntherapie kann es gelingen, dem Krebs endlich Schach zu bieten. Das stimmt hoffnungsvoll. Offen ist eigentlich nur noch die Frage: An welchem Punkt des Immunsystems muß man ansetzen, und: mit welchen Mitteln ist das am besten möglich? Denn auch das muß gesagt werden: Die heute zur Verfügung stehenden Mittel sind sicher noch nicht die optimale Lösung, sie sind erst ein Anfang. Vielen kann man damit schon helfen, aber viel muß auch noch erforscht werden.

Wunderbares Immunsystem

Eine prinzipielle Schwierigkeit der Immuntherapie liegt darin begründet, daß die Ärzte trotz der vielen Einzelerkenntnisse noch zu wenig wissen. Denn das menschliche Abwehrsystem ist äußerst kompliziert. In den drei Milliarden Jahren hat die Natur etwas entwickelt, was zu durchschauen äußerst schwierig ist — dafür in seiner Wirksamkeit und Effektivität aber nahezu perfekt. Der Ausdruck „wunderbar“ ist hier wirklich angebracht.

Das Grundprinzip dieses Systems ist einfach. Es geht darum, den Organismus vor fremden Stoffen zu schützen. Wenn sich jeder Virus, jedes Bakterium, jeder Parasit, jeder Holzsplitter im Körper einnisten könnte, ohne daß etwas dagegen unternommen wird, wäre das Leben bald zu Ende. Deshalb haben sogar schon Bakterien oder Pilze ein, wenn auch einfaches Abwehrsystem. Die Abwehrstoffe der Pilze, die Penicilline, nutzen wir beispielsweise wie diese, zur Bekämpfung von Bakterien.

Für unsere Körperabwehr gilt zunächst der Grundsatz: Alles, was von außen kommt, egal, ob es über Mund, Nase, Haut, eine Körperöffnung oder Wunde in den Körper eindringt, ist potentiell schädlich.

Für Bakterien, Viren oder den Holzsplitter trifft das zu. Wo sie auftauchen, werden sie von den Abwehrzellen angegriffen, aufgelöst oder beseitigt. Das Stück Fleisch in der Nahrung, das ja auch von außen kommt, aber brauchen wir. Also muß das Abwehrsystem auch lernen, die benötigten oder die harmlosen Stoffe zu tolerieren, zu dulden. Wenn das nicht klappt, kommt es beispielsweise zu einer Allergie. Und wenn sich die Abwehrzellen gar gegen körpereigenes Gewebe wenden, entsteht eine Autoimmunkrankheit wie die chronische Polyarthritis.

Es muß also im Organismus zahlreiche verschiedene Abwehrzellen geben: solche, die Fremdstoffe erkennen — solche, die diese Erkenntnis weitergeben — solche, die aufgrund ihres „Gedächtnisses“ feststellen, ob das Fremde schädlich ist oder nicht — und solche, die beim Stichwort „Feind“ aktiv werden und die nun wiederum jene Abwehrzellen anregen können, die in der Lage sind, den Feind anzugreifen, aufzulösen oder zu fressen. Und es muß welche geben, die das ganze koordinieren und auch wieder stoppen können. Es würde eine schier endlose Liste geben, wollte man alle am Abwehrkampf beteiligten Antikörper und Abwehrzellen aufzählen. Denn das Ganze spielt sich auch noch auf mehreren Ebenen ab, in den Zellen, rund um die Zellen, an den Körpereingängen, im Blut, in der Lymphe. Das alles ist ein Netzwerk von Wirkungen und Wechselwirkungen, von gegenseitigen Einflußnahmen, von Förderung und Unterdrückung. Und es ist von großer Bedeutung, die Zusammenhänge genau zu kennen. Denn es ist bei manchen Formen der Immuntherapie schon vorgekommen, daß das Krebswachstum beschleunigt statt gebremst wurde. Man hatte am falschen Hebel des Immunsystems angesetzt.

Die Hauptlast bei der Krebsabwehr im Körper tragen, das weiß man ziemlich sicher, die Lymphozyten. Sie werden als unreife Zellen im Knochenmark gebildet. Ein Teil der künftigen Abwehrzellen wird in der Thymusdrüse, volkstümlich „Bries“ genannt, zu den sogenannten T-Lymphozyten „geschult“. Als Erkennerzellen, Gedächtniszellen, Killerzellen, Helfer- oder Unterdrückerzellen sowie als Überträger- und Vermittlerzellen bilden sie dann das „Gehirn“ des Immunsystems und steuern es.

Diesen thymusabhängigen Teil der Abwehr faßt man zum „zellulären System" zusammen. Es spielt bei der Krebsabwehr die wichtigste Rolle. Der andere Teil der noch unreifen Lymphozyten aus dem Knochenmark wird in bestimmten Darmanhängseln zu B-Lymphozyten geprägt. Diese B-Lymphozyten produzieren unter anderem die Antikörper und deren Träger, die Immunglobuline wie IgA, IgE und andere. Auf der untersten Ebene des Abwehrsystems verrichten die kleinen und großen Freßzellen, die Phagozyten, die notwendigen „Aufräumarbeiten". Sie schaffen die Überreste der Abwehrschlachten beiseite.

Alle Fremdstoffe, gegen die sich der Körper wehren muß, verraten sich durch ihre Antigene. Das sind chemische Markierungen auf der Außenhülle der Zellen. Jedes Lebewesen hat seine eigenen Markierungen, seinen „Ausweis" sozusagen.

Ein Antigen wird von den Antikörpern an seiner Form und Zusammensetzung erkannt. Der Antikörper wirkt als Rezeptor (Fühler), wie der Bart an einem Schlüssel. Das Erkennen geschieht nach dem Schlüssel-Schloß-System: Paßt der Antikörper zum Antigen wie ein Schlüssel zum Schloß, dann kann der Feind erkannt, blockiert oder vernichtet werden. Er wird durch die Antikörper markiert, angebohrt und den Freßzellen vorgeworfen.

In der vordersten Abwehrlinie des Körpers stehen die „natürlichen Killerzellen" und die Freßzellen, die kleinen und großen Makrophagen. Deren Eigenschaften umschrieb ein amerikanischer Immunforscher so: „Sie sind wie Menschen, sie fressen und saufen, und dann rülpsen sie". Diese beiden Abwehrzellen zählen nicht zu den Lymphozyten. Sie sind entwicklungsgeschichtlich älter, sie gehören zur allgemeinen Grundausstattung fast aller Lebewesen. Sie sind dadurch zwar vielfältig verwendbar, aber in speziellen Fällen, auf die sie nicht vorprogrammiert sind, versagen sie. Doch sie arbeiten dem übergeordneten Abwehrsystem der Lymphozyten in die Hand, machen dieses erst einsatzfähig. So übergeben Makrophagen Informationen über die „gefangenen Feinde", nämlich ihr Antigenmuster, an ganz bestimmte Lymphozyten, die sozusagen den polizeilichen „Erkennungsdienst" darstellen. Diese nehmen ein genaues Abbild des Fremdlings und veranlassen, daß nun Antikörper in Massen hergestellt werden, die ganz speziell gegen diesen einen Feind abgerichtet sind. Jetzt erst kann das Immunsystem mit ganzer Kraft zuschlagen.

Antikörper gegen Antigene

Damit kommen wir zur Praxis der Krebsbekämpfung durch das Immunsystem zurück: Normalerweise kann jeder gesunde, reaktionsfähige Organismus Krebszellen erkennen und eliminieren. Eine gefährliche Größe kann der Tumor nur dann erreichen, wenn entweder das Abwehrsystem die Krebszelle nicht als Fremdkörper erkennt oder wenn es zu schwach ist, die erkannten Krebszellen zu vernichten. Immuntherapie muß also darauf zielen, die Erkenntnisfähigkeit der Abwehrzellen zu erhöhen und (oder) ihre Aktivität zu stärken, beziehungsweise Schwächen auszugleichen.

Folgt man der Theorie, daß im Körper mehr oder weniger häufig Krebszellen entstehen und sofort vernichtet werden, dann ergibt sich daraus die Folgerung, daß unser Immunsystem zumindest grundsätzlich in der Lage ist, Krebszellen als fremdartig zu erkennen und entsprechend zu handeln. Jeder Krebskranke aber ist ein Gegenbeispiel. Bei ihm hat die Abwehr nicht funktioniert. Warum nicht? Das ist die Frage, die heute Tausende von Forschern bewegt und die sie bisher nur teilweise beantworten können.

Zunächst einmal muß diese erste Krebszelle das zelleigene Reparatursystem überlistet oder überwunden haben. Denn das gibt es auch noch neben dem Abwehrsystem. Wenn Schäden im genetischen System auftreten, etwa wenn bei der Zellverdoppelung ein Genabschnitt nicht richtig wieder neu entsteht, oder wenn die Strahlung aus der Umwelt ein Gen verändert, dann wird so ein Schaden normalerweise sofort repariert. Ein Genschaden wäre es auch, wenn das sonst fest verschlossene Onkogen durch irgendeinen Umstand freigelegt und unkontrolliert wirksam würde. Vieles spricht dafür, daß solche Genschäden häufig vorkommen und jedesmal repariert werden. Aber irgendwann versagt der Reparaturdienst, weil der Schaden zu groß ist, weil zuviele Schäden auf einmal behoben werden müssen, oder weil die Leistungsfähigkeit mit dem Alter nachgelassen hat. Es gibt Befunde, daß diese Ordnungskräfte in der Zelle durch Mistelextrakte gestärkt werden.

Wenn nun die Zelle selbst nicht fähig war, den Genschaden zu reparieren, muß sie — nun bösartig geworden — die nächste Schranke überwinden, das Abwehrsystem. Wie schafft sie das in doch relativ vielen Fällen? Denn eigentlich dürfte auch ein schwaches Abwehrsystem niemals so schwach sein, daß es mit einer einzelnen Krebszelle nicht fertig würde. Da muß vermutlich noch etwas anderes der Tumorzelle zu Hilfe kommen.

Einmal scheint es so zu sein, daß Krebszellen zunächst nur ein schwaches Antigenmuster tragen, denn letztlich sind sie ja „Kinder" des eigenen Körpers. Es scheint den Abwehrzellen, in diesem Fall also zunächst dem Erkennungsdienst, schwer zu fallen, eine neu entstandene Krebszelle als solche zu erkennen. Zum zweiten gibt es zahlreiche Hinweise dafür, daß Tumorzellen ein „Tarnsystem" entwickelt haben. Sie können sich unkenntlich machen, wie Siegfried mit der Tarnkappe. Die Turmorzellen umhüllen sich — so nimmt man an — mit einem neutralen Eiweißmantel wie mit einem Schleier. Andere scheinen sogar aktiv gegen das Abwehrsystem vorzugehen: Sie stoßen bei einem Angriff ihre Antigene ab und verwirren damit die Antikörper — so wie etwa während des Zweiten Weltkrieges englische Bomber Staniolstreifen ausstreuten, so daß die Radarstationen vor lauter Reflexen die Flugzeuge selbst nicht mehr identifizieren konnten.

Man muß wohl davon ausgehen, daß Krebszellen zumindest im Anfangsstadium ihrer Entwicklung für das Abwehrsystem nur schwer zu erkennen sind, und daß es deshalb doch relativ häufig geschieht, daß einzelne entartete Zellen entstehen und sich vermehren können. Auch hier sind in den Labors zahlreiche Versuche im Gange, Stoffe zu finden, durch die die Krebszellen enttarnt werden können. Hoffnungen setzt man dabei auf die sogenannten proteolytischen Enzyme, auf eiweißauflösende Substanzen, wie sie ähnlich auch bei der normalen Verdauung im Magen-Darm-Trakt vom Körper benutzt werden.

Als dritter Faktor kommt dann der jeweilige Zustand des Abwehrsystems hinzu. Es kann generell geschwächt sein, so wie es im Alter meist der Fall ist. Oder es kann zeitweise geschwächt sein, wie etwa nach Krankheiten, bei dauerndem Streß oder ständiger Fehlernährung. Oder es kann anderweitig so beschäftigt sein, daß es nur noch lahm reagiert. Wenn die wachsende Krebsgeschwulst auf eine schwache Phase des Abwehrsystems trifft, kann bei dem relativ schnellen Tumorwachstum die Zahl der Zellen bald die Grenze überschreiten, bis zu der das Abwehrsystem noch etwas auszurichten vermag. Denn von einer gewissen Größe ab ist ein Tumor wahrscheinlich durch das Abwehrsystem allein nicht mehr zu beseitigen. Dann kann die Geschwulst bestenfalls noch in ihrem weiteren Wachstum gestoppt, sozusagen abgekapselt, nicht aber mehr ohne andere eingreifende Maßnahmen beseitigt werden.

Es ist sehr wahrscheinlich, daß zahlreiche ältere Menschen in diesem Stadium der Krebskrankheit leben, ohne es zu verspüren. Professor *Hackethal* hat dafür den Begriff „Haustierkrebs" gefunden. Die Geschwulst wird vom Abwehrsystem in Schach gehalten. Körper und Krebs haben sich miteinander abgefunden. Aber das ist natürlich ein sehr labiles, anfälliges Gleichgewicht. Jetzt kann jede kurzfristige Schwächung des Abwehrsystems dazu führen, daß der Tumor seine Schranken durchbricht und zum „Raubtierkrebs" wird. Auch jede Reizung des Tumors, etwa durch aggressive Untersuchungen, könnte ihn nun zur „Explosion" bringen.

Der lebensbedrohlichen Krebserkrankung, dem klinisch manifest gewordenen Leiden, geht also immer ein mehr oder weniger langes Vorstadium voraus. Es kann zehn oder zwanzig Jahre dauern. Wachstumsphasen der Geschwulst wechseln mit Stillstandsphasen ab. Es ist ein dramatischer, aber stiller, vom Betroffenen meist noch unbemerkter Kampf zwischen Leben und Tod.

Verhängnisvolle Abwehrschwächer

Ein Versagen des Abwehrsystems muß also nach allen neuen Erkenntnissen als der Hauptgrund dafür angesehen werden, daß aus einer Krebszelle eine lebensbedrohliche Wucherung werden kann. Was schwächt unser Immunsystem? Dafür kann es viele Ursachen geben. Relativ selten sind angeborene oder später entstandene krankhafte Immunleiden. Im Leben eines jeden von uns aber gibt es viele andere Gründe, die unser Immunsystem für kurze oder längere Zeit lähmen. Professor *von Ardenne* (Dresden) konnte messen, daß jede

Infektionskrankheit die Abwehrkräfte für einige Wochen schwächt oder gar erschöpft. Auch für Operationen trifft das zu. Starke körperliche Belastungen sind mit einer Immunschwächung verbunden. Ein Mangel an Vitaminen, Mineralstoffen und Spurenelementen in der Ernährung führt ebenfalls dazu. Eine große Rolle spielt auch der Streß. Ärger, Angst und Kummer schlagen nicht nur auf die Seele, sondern auch auf das Immunsystem.

Diese Aufzählung ist sicher nicht vollständig. Aber können diese meist doch nur kurzfristigen Immunschwächen den Krebs zum Gewinner machen? Es scheint unwahrscheinlich. Immerhin haben Tumoren je nach Art Verdoppelungszeiten zwischen 20 und 300 Tagen. Es kann also zwischen drei Wochen und fast einem Jahr dauern, ehe aus tausend Krebszellen 2 000 werden. Eine Schwäche in der Abwehrlage von wenigen Wochen dürfte da keine große Rolle spielen. Es sei denn, sie tritt in einer besonders kritischen Phase auf. Solche Situationen mit einem besonders hohen Risiko dürften bespielsweise vorliegen, wenn es zu einem verdächtigen Befund kommt, und nun die Untersuchungen und eventuell auch die Behandlung folgen. Schon die Verdachtsdiagnose: „Da ist etwas, was wir genauer untersuchen müssen", löst beim Betroffenen erheblichen seelischen Angst-Streß und damit eine massive Schwächung des Immunstatus aus. Durch Gewebsentnahmen (Biopsien), durch Probeschnitte, ja sogar durch heftiges Betasten können von der Geschwulst Tumorzellen abgetrennt und in den Körper geschwemmt werden. Und wenn das nur tausend sind — in dieser Phase können auch tausend Krebszellen für das geschwächte Abwehrsystem zu viel sein. Auch bei Operationen muß mit solchen Absiedelungen gerechnet werden. Daraus können leicht die gefürchteten Metastasen werden. Selbst wenn es gelingt, den Primärtumor dann vollständig zu beseitigen, die Keimstätte einer neuen Geschwulstbildung kann so gelegt werden. Ein Ziel jeder Krebsbehandlung müßte es also sein, solche Metastasen zu verhindern!

Für die Entstehung des Primärtumors aber muß wohl nach anderen Gründen gesucht werden, die das Immunsystem schwächen. Und das müssen vor allem Gründe sein, die langfristig und chronisch einwirken.

„Für den Organismus scheint es belanglos zu sein, wie Krebszellen entstehen, solange er diese mit seinem Immunsystem abbauen kann", schreibt Dr. *Josef Issels* in einem seiner Bücher zur Ganzheitstherapie des Krebses. Er und viele gleichdenkende Ärzte haben daher schon lange nach Faktoren gesucht, die zu einer so gravierenden Abwehrschwäche führen können. Das Aufspüren solcher Faktoren — so die logische Überlegung — müßte es auch möglich machen, sie auszuschalten und den Krebs erfolgreicher zu bekämpfen. Das war die eigentliche Geburtsstunde der sogenannten Immuntherapie des Krebses. Bei der Suche nach solchen Immunschwächern schälten sich im Laufe der Jahre drei Faktoren heraus, die man als die eigentlichen Krebsursachen bezeichnen könnte.

Das Tumormilieu

Als „ein biochemisches Milieu im Organismus, in dem sich Krebszellen entwickeln können", beschreibt Dr. *Issels* das Tumormilieu. Es stellt sozusagen eine schleichende innere Verschlackung und Vergiftung dar. Dazu können eine ganze Reihe von Ursachen führen — und vermutlich ist es auch hier so, daß erst mehrere Faktoren zusammenkommen müssen, um ein krebsförderndes Stoffwechselmilieu im Körper entstehen zu lassen.

Ernährungsfehler stehen mit Sicherheit weit obenan in der Liste der Faktoren, die ein Tumormilieu entstehen lassen. „Der Tod sitzt im Darm", dieser Spruch alter, erfahrener Ärzte gewinnt hier eine verhängnisvolle Bedeutung.

In einem gesunden Darm herrschen zum einen ganz bestimmte Säureverhältnisse. Nur in diesem Milieu gedeihen die Millionen Bakterien, die uns bei der Verdauung helfen. Sie schließen die Nahrung erst richtig auf, machen viele Vitalstoffe zugänglich. Ohne sie würde es bald zu einem gefährlichen Mangel an lebenswichtigen Vitaminen und Eiweißbausteinen kommen. Zum anderen darf der Nahrungsbrei nicht zu lange im Darm verweilen. Was wir heute essen, sollte nach 24 – 36 Stunden schon ausgeschieden sein. Denn nicht nur mit der Nahrung gelangen Schadstoffe in den Darm. Auch die Verdauungssäfte selbst können sich im Darm zu äußerst schädlichen Stoffen entwickeln. Besonders gilt das für die Gallensäuren und bestimmte Fettbestandteile wie die Cholesterine. Außerdem reizen diese scharfen Stoffe unnötig die Darmwand, wenn sie zu lange durch den Verdauungskanal fließen.

Unsere moderne Zivilisationskost ist aber gerade dadurch gekennzeichnet, daß sie die nützlichen Darmbakterien zurückdrängt und den Darm träge werden läßt. All die hochgereinigten und entfaserten Nahrungsmittel — die weißen Mehle, die gezuckerten Häppchen, die fetten Saucen — liefern dem Darm nur wenig Masse. Das rutscht alles nur sehr langsam hindurch. Oft dauert es zwei oder drei Tage. Auch wenn jemand täglich Stuhlgang hat, besagt das nichts. Er scheidet dann nämlich nicht die Nahrung von gestern, sondern die von vorgestern oder gar von vorvorgestern aus.

Das wirklich gefährliche an der Zivilisationskost ist vielleicht gar nicht so sehr, daß sie oft zu wenig sogenannte Vitalstoffe wie Vitamine, Mineralien und Spurenelemente enthält, sondern daß sie die Säureverhältnisse im Darm und im Gewebe verändert, daß sie die natürliche Darmflora schädigt und die Darmträgheit fördert. Dann nützen auch Vitaminpillen nur wenig. In dem veränderten Darmmilieu siedeln sich Mikroben an, die dort nicht hingehören. Von den süßen Mehlspeisen oder den Bierresten können selbst Fußpilze im Darm wie „Gott in Frankreich“ leben. Diese und andere Mikroben erzeugen giftige Stoffe (Toxine), die durch die Darmwand gelangen und damit ins Blut. Unser Entgiftungsorgan Leber wird auf die Dauer überfordert. Niere und Milz nehmen Schaden, aber noch viel mehr wahrscheinlich einzelne Körperzellen.

Eine andere „Vergiftungsquelle“ sind die sogenannten Herde — Eitersäcke an den Zähnen, Eiternester hinter zerklüfteten Mandeln, chronisch entzündete Nebenhöhlen oder andere Entzündungsherde im Körper. Auch sie streuen ständig Toxine in den Organismus. Dr. *Issels* ist heftig angegriffen worden, als er damit anfing, bei allen Krebspatienten zunächst einmal Zähne und Mandeln gründlich untersuchen und entfernen zu lassen, wenn etwa die Zähne beherdet oder wurzeltot (avital) waren, oder wenn sich hinter den Mandeln unsichtbare Abzesse gebildet hatten. Noch weiter gehen die Professoren Dr. *Joseph Matzker* (Universität Köln) und Dr. *Helmut Güttich* (Universitäten Göttingen und München): Allen Kindern sollten etwa mit sechs Jahren die Mandeln vorbeugend herausgenommen werden.

Die beiden Mediziner wollen (statistisch) festgestellt haben, daß Krebs der Mundhöhle, des Rachens und der Lunge viel seltener bei solchen Menschen zu beobachten ist, die keine Mandeln mehr haben. Nach Auffassung der beiden Ärzte haben die Mandeln nur im frühen Kindheitsalter eine wichtige Bedeutung. In dieser Zeit sind sie an der Ausbildung und Ausreifung des Immunsystems entscheidend beteiligt. Danach aber werden sie durch chronische Entzündungen eher zu einem Gefahrenherd.

Genußgifte und Bewegungsmangel fördern zusätzlich das innere Krebsmilieu. Nicht nur der Darm ist träge, oft ist es ja auch der ganze Körper. Das Blut wird dick und zähflüssig, die Zellen bekommen zu wenig Sauerstoff. Die Hormondrüsen funktionieren schlecht. Auch ausgeschwitzt werden Schadstoffe nur noch selten. Viele kleine Ursachen oder Sünden summieren sich zu einem „Stoffwechselchaos", dem Krebsmilieu. Davon bleiben auch die Abwehrorgane des Körpers nicht verschont.

Für biologisch denkende Mediziner ist es daher eine Selbstverständlichkeit, ja eine Voraussetzung, dem Krebskranken auch durch eine „Umstimmungstherapie" zu helfen. Erreichen wollen sie das durch eine Sanierung (Beseitigung) der Streuherde, durch Symbioselenkung (Wiederherstellung einer gesunden Darmflora), durch eine Umstellung der Ernährung und eine Reihe anderer Maßnahmen, auf die im Kapitel „Nachsorge" näher eingegangen wird. Erwähnt seien hier nur die Sauerstoff- und Ozontherapie, die Neuraltherapie, die Fiebertherapie, die Eigenblutbehandlung und die Gabe von Enzymen, mit denen schädliche Gifte abgebaut werden können.

Seelische Faktoren

Die Bedeutung, die die Psyche nicht nur bei der Genesung, sondern auch bei der Krebsentstehung spielt, gewinnt erst langsam Raum im Bewußtsein der Ärzte und ihrer Patienten. Ein Grund dafür ist sicher, daß psychische Faktoren so wenig meßbar sind. Schon oft ist beispielsweise berichtet worden, daß seelische Erschütterungen, sogenannte psychische Traumen, Krebs zur Folge haben könnten. So etwa der Tod eines geliebten Menschen. Geglaubt haben das eigentlich immer nur die Betroffenen selbst. Und sehr viel Skepsis ist bei solchen Berichten auch angebracht. Wenn wir berücksichtigen, wie viele Jahre eine Krebsgeschwulst braucht, um zu einem Knoten von über einem Zentimeter Durchmesser zu wuchern, dann scheinen Krebsdiagnosen wenige Wochen oder Monate nach dem Trauerfall gestellt, eher ein zufälliges Zusammentreffen zweier Ereignisse zu sein. Die Zusammenhänge dürften auch hier verwickelter und langfristiger zu sehen sein.

Bei der Trauer kommt es wohl — ebenso wie bei anderen Belastungen — darauf an, wie sie bewältigt werden. Der Münchner Psychologe, Professor *H. R. Lückert,* drückte es auf einer Tagung so aus: „Manche schaffen es nicht, ‚Trauerarbeit' so zu leisten, daß sie ihren Gram schließlich überwinden." Für den Streßforscher steht der Tod eines geliebten Angehörigen oder Freundes an der Spitze aller kritischen Lebenssituationen. Gram ist zunächst die natürliche Reaktion auf einen schweren Verlust. Wenn der Kummer jedoch nach angemessener Zeit nicht abklingt, kann er zu psychischen und psychosomatischen Störungen führen. Im Vordergrund stehen dabei allerdings Herz- und Kreislaufleiden. Wahrscheinlich ist jedoch auch, daß so ein monate- oder jahrelang ertragender Gram über das Hormonsystem die Immunkräfte schwächt und damit die Anfälligkeit für Krankheiten allgemein erhöht.

Seit den Untersuchungen des Streßforschers *Selye* und seiner Nachfolger wird langsam klar, wie sehr die Psyche auf jedes Krankheitsgeschehen Einfluß nehmen kann — negativ und positiv. Seelischer und körperlicher Streß kann direkt und indirekt auf die Abwehrlage des Organismus einwirken. Bei belastenden Ereignissen (Distreß) wird sie gelähmt, bei Eustreß (freudigen Ereignissen) wird sie aktiviert. Viele Ärzte versuchen bereits, sich diese Tatsache bei der Behandlung zunutze zu machen.

Es fehlt auch nicht an Versuchen, seelische Risikofaktoren zu finden, so wie man auch im organischen Bereich Risikofaktoren kennt. Welche Menschen neigen mehr zu Krebserkrankungen, welche weniger? Solchen Typologien haftet leicht etwas Unvollkommenes an. Es sind immer nur Wahrscheinlichkeitsaussagen möglich. Dennoch: man findet Anhaltspunkte.

Der Münchner Psychotherapeut Dr. *Stephan Lermer* schildert in seinem Buch „Krebs und Psyche" den Krebstyp folgendermaßen:

„Es gibt einen für den Krebs disponierten Persönlichkeitstyp, doch muß diese Persönlichkeit nicht zwangsläufig an Krebs erkranken. Wird dieser Mensch aber überfordert, gestreßt, so bekommt er nicht etwa einen Herzinfarkt, sondern leichter als andere Menschen Krebs." Zu den Charaktermerkmalen dieser Menschen gehört eine sehr tiefgreifende Gefühlshemmung, sie neigen dazu, die Realität zu verleugnen und zu verdrängen; ihre Beziehungen zu anderen sind verwundbar, sie haben eine hohe ethische Selbsteinschätzung, gleichzeitig aber Hemmungen, Wut und Ärger zu äußern.

In den Beschreibungen des „Krebstyps" taucht eine Eigenschaft fast immer auf. Man könnte diese Menschen als die „stillen Dulder" oder auch als die „Unterdrückten" bezeichnen. Damit ist nicht allein gemeint, daß diese Menschen von anderen unterdrückt werden. Das werden sie häufig sicher auch, aber eher deshalb, weil sie sich — so muß man es wohl sagen — freiwillig in die Unterordnung begeben: weil sie nicht aufmucken — weil sie sich zurückhalten, nicht vordrängen — weil sie Ärger hinunterschlucken, statt loszuschreien — weil sie Wünsche nicht zu äußern wagen. Sie unterdrücken bei sich selbst Gefühle, Emotionen, Wünsche. Unterdrücken sie dadurch auch ihr Immunsystem?

Der Heidelberger Onkologe und Psychologe, Dr. *Manfred Kaufmann,* hat den Versuch gemacht, die Frau zu beschreiben, die ein besonders hohes Risiko hat an Brustkrebs zu erkranken. Er fand folgende Kennzeichen:

- Es fehlt die affektive Anteilnahme. Sie ist still, in sich gekehrt, nicht fähig, Freude und Ärger laut Ausdruck zu geben. Sie ist introvertiert.
- Sie ist wenig aggressiv, versucht also nicht, auch mal mit der Faust auf den Tisch zu schlagen. Sie frißt den Ärger und ihren Kummer in sich hinein.
- Sie versucht, Konflikten auszuweichen, alle Probleme vernunftmäßig zu lösen und so zu einem harmonischen Ausgleich zu kommen. Sie setzt sich nicht durch.
- Um des lieben Friedens willen verzichtet sie auf eigene Vorstellungen und Wünsche.

- Sie ist eine altruistische, opferbereite, verwundbare Persönlichkeit.
- Ihr Pflichtgefühl verführt sie dazu, eigene Kümmernisse und auch Krankheitssymptome zu vernachlässigen.
- Ihr sexuelles Interesse ist nur schwach ausgeprägt.

Als Beispiel für so einen Frauentyp sieht Dr. *Kaufmann* die katholische Ordensschwester an. Tatsächlich haben diese ein erhöhtes Brustkrebsrisiko. Nonnen erkranken öfter daran, als die im weltlichen Bereich tätigen Frauen. Allerdings läßt sich dies erhöhte Risiko bei Nonnen auch anders deuten: Frauen, die keine Kinder haben, erkranken ebenfalls häufiger an Brustkrebs.

Der englische Psychologe Dr. *Cox* von der Universität in Nottingham ist sogar der Meinung, daß man einen Menschen sozusagen „an der Nase ansehen" könne, ob er einmal zu den Krebskranken gehören wird. „Solche vordisponierten Krebsopfer sind zu erkennen, noch bevor die Krankheit zum Ausbruch kommt", sagt er. Nach Dr. *Cox* sind es Menschen, die mit Schwierigkeiten schlecht fertig werden, die sich den Problemen (auch der Krankheit) nicht stellen, die auf jeden Druck von außen mit Hilflosigkeit reagieren. Anders als Herzinfarkttypen, die meist ihre Probleme in Form von Agressionen auf andere übertragen, also extrovertiert reagieren, fressen die Krebstypen alles in sich hinein, kapseln sich ab und ziehen sich zurück.

Nun ist Streß nicht allein ein psychisches Problem. Nicht nur Trauer, Ärger, Angst, Kummer oder Unglück können krank machen. Auch körperliche Belastungen stressen das Immunsystem, vor allem, wenn diese Anstrengungen auch seelisch als belastend empfunden werden. Leidet beispielsweise ein Mensch unter langandauerndem Arbeitsdruck, so sinkt die Zahl der weißen Blutkörperchen meßbar ab. Diese weißen Blutkörperchen, zu denen die Lymphozyten gehören, aber sind eine entscheidende Waffe des Immunsystems zur Krebsabwehr. Der Schlüssel zu dieser Wechselwirkung zwischen Streß und Immunsystem liegt vermutlich im hormonellen Bereich. So weiß man bereits, daß belastender Streß zu einer vermehrten Ausschüttung von Nebennierenhormonen führt, und daß diese Hormone (Kortisone) die Abwehrkräfte schwächen. So ist ein Zusammenhang zwischen Streßbelastung und Krebswachstum durchaus wahrscheinlich.

Aber welche Konsequenzen lassen sich daraus ziehen? Was kann ich tun, wenn ich nun als „Herztyp“ oder als „Krebstyp“ geboren wurde? Etwas ironisch kommentierte die Ärztezeitschrift „selecta“ diese Erkenntnisse so: „Entweder man läuft dauernd Amok und bekommt einen Herzinfarkt, oder man läßt sich Herumstoßen und muß mit erhöhtem Krebsrisiko rechnen.“ Auf diesem Gebiet ist sicher noch ein weites Forschungsfeld offen — auch eins, auf dem sich Scharlatane tummeln können.

Doch zurück zu der Frage: was läßt sich tun? Die Antwort liegt eigentlich auf der Hand: Dem „Krebstyp“ könnte alles helfen, was seine Veranlagung mildert oder mindert. Dazu gehören sicher Maßnahmen der kleinen Psychotherapie, etwas, was der Betroffene selbst machen kann. Autogenes Training oder hypnotische Selbsteinreden wie „ich fühle mich glücklich“, „ich fühle mich gesund“ usw. tragen dazu bei, auf Streß gelassener zu reagieren. Wichtiger als für andere sind aber für diesen Typ sicher auch medizinische Maßnahmen zur Abwehrstärkung. Und zwar müßten sie prophylaktisch angewandt werden, als reine Vorbeugungsbehandlung.

Das Alter

Der Faktor, der das Abwehrsystem am meisten und am dauerhaftesten schwächt, ist das Alter. Mit den Jahren kommt alles zusammen: Der Stoffwechsel hat sich verschlechtert, der Streß hat seine Spuren hinterlassen, die Zellen und die Organe haben viel von ihrer natürlichen, jugendlichen Regenerationsfähigkeit verloren, die Hormondrüsen erlahmen. Wie sehr einzelne Organe oder ganze Organsysteme schon in den mittleren Jahren des Lebens in ihrer Leistungsfähigkeit nachgelassen haben, zeigt das Beispiel Lunge. Schon bei einem sonst gesunden 50jährigen liegt die Lungenkapazität, nicht ohne Grund auch Vitalkapazität genannt, um ein Drittel niedriger als bei einem Jugendlichen. Der Sauerstoffdruck im Gewebe hat entsprechend abgenommen. Das Lebenselement Sauerstoff gelangt, durch beginnende Verkalkung noch zusätzlich behindert, gar nicht mehr ausreichend in alle Gewebe. Herz, Leber, Nieren, Darm, Magen, Nerven

— welches Organ auch immer — es zeigt mit Sicherheit Alterungs- und Verschleißerscheinungen.

Das alles allein würde schon genügen, die Krankheitsanfälligkeit im Alter zu erhöhen. Doch für die Krebskrankheit, die ja erst jenseits der Lebensmitte ihre alamierend hohen Zahlen erreicht, kommt noch ein entscheidender Umstand hinzu — vermutlich der entscheidendste: Die Thymusdrüse, das für die Krankheitsabwehr wichtigste Organ, hat bei Menschen um die 50 seine Tätigkeit praktisch eingestellt. Diese Drüse, auch Bries genannt, sitzt hinter dem Brustbein. Sie produziert in ihrer aktiven Zeit eine Vielzahl von Thymus-Hormonen und anderen Wirkstoffen, die unser Immunsystem auf seine vielfältigen Aufgaben vorbereiten und es ständig kampfbereit halten. Die Thymusdrüse ist sozusagen Lehrmeister und Antreiber der Abwehrzellen, der T-Lymphozyten. Im Knochenmark werden sie gebildet, von der Drüse aber werden sie sozusagen geschult, ausgerüstet und aktiviert.

Das Altern der Thymusdrüse fängt bereits nach der Pubertät an. Ihre Rinde beginnt dann schon, sich zurückzubilden. Das macht sich so schnell noch nicht bemerkbar. Nimmt man die Thymusdrüse als hohe Schule des Abwehrsystems und die verschiedenen Lymphozyten als die Schüler, so läßt sich der Vergleich mit dem Schulsystem fortsetzen: Auch wenn nach dem Abitur die Schule mitsamt den Lehrern abbrennt, so sind noch lange genug Schüler da, die ihr Pensum gelernt haben. Aber mit der Zeit vergessen sie manches, ihre Zahl nimmt ab, die älter gewordenen lernen Neues nur noch schwer hinzu. Und es fehlen ja nun auch die Lehrer zur Nachhilfe.

So stellte denn auch der Privatdozent Dr. *A. Morell* vom Institut für Tumorforschung der Universität Bern fest, daß sich durch die Verkümmerung der Thymusdrüse zunächst an der Immunstärke eines Menschen nichts ändert. Schwächezeichen des Systems werden nach den Forschungen erstmals im sechsten Lebensjahrzehnt auffällig. Die Zahl der im Körper wachsenden T-Lymphozyten ist dann nur noch halb so hoch wie bei jungen Erwachsenen. Das macht schon etwas aus. Denn den T-Lymphozyten obliegt es vor allem, eingedrungene Krankheitserreger oder Fremdzellen aus Tumorgewebe zu erkennen und zu beseitigen.

Ist es also Zufall, wenn parallel zur Schwächung des Immunsystems im Alter die Krebshäufigkeit stark ansteigt? Sicher nicht. Zumindest theoretisch — zur Praxis werden wir gleich kommen — müßte die Stärkung des Immunsystems in diesem Alter ein Mittel sein, um der Krebskrankheit Einhalt zu gebieten.

Wie wird Krebs behandelt?

Gedämpfte Hoffnung

Die Diagnose Krebs ist heute kein Todesurteil mehr. Mindestens jeder dritte Kranke kann geheilt werden. Neueste amerikanische Statistiken sprechen sogar von 40 Prozent Heilungen. Das ist die Durchschnittszahl für alle Krebserkrankungen, für alle Tumorarten und Stadien. Das bedeutet auch, daß einige Krebsarten sehr viel höhere Heilungsraten haben, daß Kranke im Frühstadium bessere Überlebenschancen besitzen. Es heißt aber auch, daß andere Krebsarten und fortgeschrittene Stadien der Erkrankung kaum geheilt werden können. Bei einigen „Massenkrebsen", so dem Lungen- oder Magenkrebs, liegen die durchschnittlichen Heilungsraten noch nicht einmal bei zehn Prozent.

Fortschritte in der Operationstechnik, in der Chemotherapie und der Radiologie haben tatsächlich in den letzten Jahren einige bemerkenswerte Erfolge gebracht. Kinder, die von dieser furchtbaren Krankheit befallen werden, können — im Gegensatz zu noch nicht lange zurückliegenden Zeiten — in ihrer Mehrzahl geheilt werden. Hodenkrebs, der vor allem bei jungen Männern auftritt, kann jetzt in über 50 Prozent der Fälle erfolgreich behandelt werden. Diese Krebsarten machen insgesamt jedoch kaum mehr als drei Prozent aller bösartigen Erkrankungen aus, so daß die hier erzielten großartigen Erfolge in der Gesamtstatistik nur wenig zu Buche schlagen. Und es taucht die Frage auf, ob nicht die erfolgreiche Behandlung bei Kindern und Jugendlichen wesentlich mit darauf zurückzuführen ist, daß ihr junges Immunsystem die Therapiestrapazen besser übersteht, weil es schneller regenerationsfähig ist.

Profitiert von den Fortschritten der klinischen Behandlungsmethoden haben auch alle Kranken, bei denen das Leiden frühzeitig erkannt werden konnte. Der Brustkrebs bei Frauen oder der Krebs am Gebärmutterhals sowie der Hautkrebs sind Beispiele dafür. Bei Frühstadien können bis zu 80 Prozent der Kranken geheilt werden. Für die anderen häufigen Zellentartungen in der Lunge, am Magen, an Niere, Blase, Leber oder in der Gebärmutter mitsamt den Eierstöcken gibt es noch keine Früherkennungsmethoden. Trotz massiven Einsatzes ihrer Therapiemöglichkeiten erreicht die klinische Medizin hier nur kurzfristige Erfolge, vorübergehende Rückbildungen, Lebensverlängerungen, die in Monaten zu zählen sind. Und das um einen hohen Preis. Denn um wenigen Kranken ein längeres Überleben zu ermöglichen, müssen viele eine Therapie ertragen, die ihnen keinen Vorteil bringt. Das ist die „deprimierende Situation", von der die Deutsche Forschungsgemeinschaft 1981 sprach.

Die „deprimierende Situation" bezieht sich also vor allem auf die Erwachsenenkrebse, auch „Killerkrebse" genannt. Die Medizin setzt seit langem ein, was sie zu bieten hat. Doch „trotz aller Anstrengungen werden keine besseren Erfolge erzielt als vor Jahren", bekannte 1982 Professor *Senn* aus St. Gallen. Er bezog seine Äußerung auf den Brustkrebs. Doch da sind die Erfolge mit rund 40 Prozent Heilungen (im Frühstadium bis zu 80 Prozent) noch günstig. Beim Lungenkrebs, beim Magenkrebs oder beim Gebärmutter- oder Eierstockkrebs sieht die Bilanz dessen, was die Medizin zu bieten hat, noch schlecht aus. Insgesamt hat sich die Heilungsquote bei Krebs in den letzten 20 Jahren um zwei bis fünf Prozent verbessert. Das ist wenig, bedenkt man den Einsatz an Geld und Forschungsarbeit.

Was die klinische Medizin zur Zeit einzusetzen hat, sind die bekannten Methoden Stahl (Chirurgie), Strahl (Radiologie), Chemotherapie mit Zytostatika und Hormontherapie. Über die Hälfte der Heilerfolge verbucht die Chirurgie auf ihr Konto, immer mehr Kranke verdanken ihr Überleben auch den Radiologen. Für die Chemotherapeuten bleibt wenig in der Erfolgsstatistik. Nur rund zwei Prozent aller Heilerfolge werden nach einer Statistik der Zeitschrift „Medica" durch Chemotherapie erzielt. Und das im wesentlichen bei Kindern. Die Chemotherapie bleibt also die umstrittenste aller Behandlungsmöglichkeiten. Bevor auf die konventionellen Krebstherapien näher eingegangen wird, sollen jedoch noch einige Grundbegriffe geklärt werden:

Von Heilung wird im allgemeinen gesprochen, wenn ein Patient fünf Jahre nach der Diagnose beschwerdefrei lebt. Auch der neutralere Begriff „Überlebenszeit" hat sich eingebürgert, da die fünf Jahre eine etwas willkürliche Zeit sind. Auch danach kann es noch zu einem Rückfall kommen. Beim Brustkrebs werden deshalb zehn Jahre bis zur Heilung gerechnet, denn etwa 25 Prozent der Rezidive (Rückfälle) treten erst zwischen dem fünften und zehnten Jahr auf. Immerhin aber können Krebskranke, die die ersten fünf Jahre überstanden haben, sich eine große Chance ausrechnen, ihre Krankheit ganz zu überwinden.

Von kurativer Behandlung wird gesprochen, wenn die Therapiemaßnahmen auf die Heilung abzielen und diese auch möglich erscheint.

Eine adjuvante Therapie bedeutet Zusatztherapie. Sie soll andere Behandlungsmaßnahmen verstärken oder den Erfolg absichern. So kann nach Operationen adjuvant (ergänzend) eine Chemo- oder Strahlentherapie durchgeführt werden; vor allem dann, wenn der Verdacht besteht, daß sich bereits Mikrometastasen, noch nicht erkennbare Tochtergeschwülste, gebildet haben. Die Immunbehandlung ist fast immer Adjuvanstherapie.

Als palliativ wird eine Therapie bezeichnet, wenn die Chance der Heilung gering ist, wenn es im wesentlichen nur darum geht, dem Patienten das Leben zu erleichtern, etwa einen Darmverschluß zu beseitigen, eine Speiseröhre wieder durchgängig zu machen, Schmerzen zu lindern. Als palliativ gilt eine Therapie auch dann, wenn man hofft, das Leben des Kranken verlängern zu können, indem man das Tumorwachstum bremst. Eine palliative (lindernde) Therapie kann operativ erfolgen, sie kann durch Bestrahlungen oder Zytostatika vorgenommen werden, aber auch mit anderen kräftigenden oder schmerzstillenden Mitteln. Auch die Immuntherapie in fortgeschrittenen Stadien hat meist nur palliativen Charakter.

An den Remissionen bemessen die Mediziner ihren Erfolg. Das Wort bedeutet „Rückbildung“. Man unterscheidet „Teil-Remissionen“ bei denen der Tumor um 25 oder gar 50 % verkleinert werden kann. Man spricht von „Voll-Remissionen“, sobald die Geschwulst nach der Behandlung klinisch nicht mehr festgestellt werden kann. Remissionen, auch vollständige, sind aber noch keine Garantie für einen endgültigen Erfolg. Oft sind sie nur kurzfristig, halten nur Monate an.

Ein Rezidiv liegt vor, wenn ein Tumor nach einer scheinbar erfolgreichen Behandlung wieder zu wuchern beginnt. Dieser Rückfall entsteht, wenn der Tumor nicht vollständig entfernt werden konnte, die Primärgeschwulst also wieder wächst.

Als Metastasen werden Tochtergeschwülste bezeichnet, die sich aus abgesiedelten Tumorzellen irgendwo anders im Körper bilden. Sie lassen sich nur schwer finden und bekämpfen. „Die wenigsten Krebskranken sterben an ihrer Primärgeschwulst", sagt Prof. *E. Krokowski,* „sie sterben an den Metastasen". Wenn es gelänge, die Metastasenbildung zu verhindern oder einzuschränken, wäre viel gewonnen.

Von erfolgreicher Behandlung wird in der Onkologie schon gesprochen, wenn es gelingt, den Tumor zu verkleinern, also Teil- oder Vollremissionen zu erzielen. Daß diese „Erfolge" oft nur vorübergehend sind, wird meist nicht dazu gesagt.

Operationen

Die Erstbehandlung des Tumors ist fast immer die Operation. Rund 80 Prozent aller Kranken werden nach der Diagnose dem Chirurgen überantwortet. Das Messer, der Stahl, ist auch, bisher jedenfalls, die Behandlungsmethode mit der höchsten Erfolgsrate — auch wenn mehr als die Hälfte aller Operierten später einen Rückfall erleidet, meist, weil Metastasen auftreten. Das beweist, wie wichtig es ist, eine Operation durch abwehrstärkende Maßnahmen zu ergänzen.

Das Vorgehen des Chirurgen richtet sich nach der Art, dem Sitz und dem Stadium des Tumors. Sein Ziel ist es in jedem Fall, möglichst viel von der Masse des Tumors zu beseitigen. In den Stadien I und II wird in aller Regel ein kurativer Eingriff versucht. Die Geschwulst ist dann in ihrem Wachstum oft noch örtlich begrenzt, kann also meist vollständig aus dem gesunden Gewebe herausgeschnitten werden.

Dabei heißt ein Grundsatz: Weit im Gesunden. Denn trotz vielfältiger und sehr spezifischer Diagnosemethoden ist es nicht immer möglich, den Tumor im Gewebe genau abzugrenzen. Eine Geschwulst ist ja keine fest abgegrenzte Kugel, sondern ein unregelmäßig wucherndes Gebilde. Und sie wächst invasiv: Sie dringt mit Ausläufern mitunter weit in das umgebende Gewebe vor. Oft sind auch schon die dem Tumor am nächsten liegenden Lymphknoten von winzigen Absiedlungen infiltriert. Das kann der Operateur weder sehen noch tasten. Sie werden deshalb oft vorsichtshalber mit entfernt. Der Grundsatz „weit im Gesunden" wird also noch „weit" gefaßt. Beim Brustkrebs bedeutet das in aller Regel, daß auch bei einer knapp über einen Zentimeter großen Geschwulst die gesamte Brustdrüse entfernt, die betroffene Brust also vollständig amputiert wird. Meist werden die Lymphknoten in der gleichseitigen Achselhöhle mit entfernt. Bei Erkrankungen des Magens wird eher der ganze Magen als nur ein Teil desselben herausgenommen, beim Darmkrebs sollen nach oben oder unten mindestens acht Zentimeter „gesunder" Darm mit herausgeschnitten werden. Insgesamt geht der Trend jedoch dahin, den Eingriff zu beschränken, auf jeden Fall aber allzu verstümmelnde Operationen zu vermeiden. So setzt sich auch die brusterhaltende Operation immer mehr durch. Sie ist jedoch nur im Frühstadium I möglich, manchmal noch im Stadium II. Als äußerste Grenze gelten 2 Zentimeter Tumordurchmesser.

Schwieriger wird der Eingriff bei den fortgeschrittenen Stadien III und IV. Der Tumor ist mit seinen Ausläufern dann schon weit in gesundes Gewebe vorgestoßen, hat es „infiltriert". Er hat die tieferen Haut- oder Schleimhautschichten erreicht oder schon durchstoßen, er hat Nervenbahnen oder wichtige Blutadern umschlossen. Fast ausnahmslos bestehen auch schon Metastasen, nicht nur in den nahen Lymphknoten, sondern auch in anderen Organen. Diese Fernmetastasen können, auch wenn sie feststellbar sind, selten alle chirurgisch entfernt werden. Beim Darmkrebs kommt es beispielsweise schon früh zu Absiedelungen in der Leber. Hier stößt der Chirurg dann an die Grenzen seiner Kunst. Wenn sie überschritten werden, können sie das Leben oder die Lebensqualität des Patienten bedrohen oder unzumutbar beeinträchtigen.

In den fortgeschrittenen Stadien ist eine Operation oft nicht mehr möglich, oder es bleibt dem Chirurgen nichts anderes übrig, als die Tumormasse soweit wie möglich zu verkleinern. Für das weitere Schicksal des Kranken kann auch das erhebliche Vorteile bringen. Der Körper wird nicht mehr so stark mit den giftigen Stoffwechselprodukten des Tumors belastet, das Leben wird erleichtert. Schmerzen können gemildert oder verhindert werden. Vor allem aber können die Erfolgsaussichten einer anschließenden Therapie erhöht werden. Das gilt besonders für die Immuntherapie. Da kann jedes Gramm Tumor, das operativ entfernt wurde, mithelfen, das Schicksal des Erkrankten zum Guten zu wenden.

Jeder Chirurg wird heute nur so radikal wie nötig und so schonend wie möglich operieren — im Gegensatz zu früher, wo es hieß: so radikal wie möglich. Da wurden nicht nur die befallenden Gewebe entfernt, sondern gleich auch alles, was hätte betroffen sein können, was als bevorzugtes Absiedlungsgebiet für Metastasen galt oder was — wie beispielsweise hormonproduzierende Drüsen — das Krebswachstum hätte fördern können. Vor allem Frauen sind auf diese Weise unnötig verstümmelt worden. Sie verloren nicht nur die Brust (manchmal gleich beide), es wurden auch die Lymphknoten vom Bauch bis zum Hals herausgeschnitten und vorsichtshalber sogar noch Gebärmutter und Eierstöcke. Es hat lange gedauert, ehe man feststellte, daß diese Superradikalität keinen Überlebensvorteil brachte.

Oftmals werden bei einer Tumorerkrankung Zweitoperationen nötig. Die Fortschritte in der Chirurgie, aber auch die immer längeren Überlebenszeiten der Patienten machen es möglich und aussichtsreich, ein zweites und drittes Mal das Skalpell anzusetzen. Es kann ein Rezidiv entstanden sein, das sich operativ entfernen läßt. Auch Metastasen können operiert werden, wenn sie als Einzelgeschwülste auftreten und dem Messer zugänglich sind. So werden Lungenmetastasen heute häufig chirurgisch beseitigt. Solche Eingriffe können erheblich zur Lebensverlängerung und auch zur Verbesserung der Lebensqualität beitragen.

Das gilt auch für „Erleichterungsoperationen“. Sie werden notwendig, wenn die Geschwulst lebenswichtige Körperfunktionen beeinträchtigt, wenn etwa der Darm oder die Speiseröhre so eingeengt sind, daß die Aufnahme von Speisen oder die Ausscheidung behindert werden. Auch zur Ausschaltung von Schmerzen, etwa wenn ein Nerv eingeklemmt wird, sind solche Operationen notwendig. Sie sollten jedoch vom Kranken, besonders aber auch von den Angehörigen, sorgsam bedacht werden. Meist hat die Krankheit ihr Endstadium erreicht. Wenn solche Eingriffe die restlichen Tage des Kranken erträglicher machen, scheinen sie diskutabel. Doch nutzt es dem Kranken wirklich, wenn etwa bei eingeschränkter Nierenfunktion noch operiert wird? Ohne den Eingriff würde er sanft an Urämie, an Harnvergiftung, sterben. Mutet man ihm den Eingriff noch zu, wird vielleicht sein Leben um ein paar Wochen oder Monate verlängert, dafür aber wird er den Belastungen der Operation ausgesetzt, und das längere Leben ist im Grunde nur ein längeres Siechtum. Es ist vieles machbar geworden in der Medizin — und es wird immer Ärzte geben, die das Machbare auch machen wollen.

Bestrahlung

Etwa die Hälfte aller Krebskranken wird im Laufe der Behandlung einer Bestrahlung unterzogen. Meist erfolgt sie nach der Operation, wenn der Verdacht besteht, daß in bestimmten Körperregionen Krebsnester zurückgeblieben sind. Angezeigt ist sie auch, wenn eine Operation nicht möglich sein sollte. In manchen Kliniken wird sie bei bestimmten Krebsarten vorbeugend angewandt, vor der Operation, um die späteren Behandlungsergebnisse zu verbessern. Andere Kliniken wollen auch nach der Operation grundsätzlich nicht darauf verzichten. Mit einer Ganzkörperbestrahlung hoffen sie, unentdeckt gebliebene Krebsnester beseitigen zu können.

Bei einigen Krebsarten ist die Bestrahlung auch die Therapie der Wahl, das heißt, sie kann Operation und andere Therapieformen ersetzen. So lassen sich mit alleiniger Strahlentherapie mit modernen Hochvoltgeräten beim Prostata-Karzinom ähnlich gute Erfolge oder gar bessere erzielen, wie mit dem verstümmelnden Eingriff. Auch beim Brustkrebs im Frühstadium meinen Marseiller Ärzte auf die Operation überhaupt verzichten und allein mit Strahlen heilen zu können.

Die Strahlentherapie ist durch die Verbesserung der Geräte mit Sicherheit zu einem wirkungsvollen Instrument in der Krebsbekämpfung geworden. Die Radiologen, wie die Fachärzte für Bestrahlung genannt werden, nehmen für sich in Anspruch, an den Heilungen in fast gleichem Maße beteiligt zu sein, wie die Chirurgen.

Zwei Ziele haben sich die Radiologen gesetzt: In geeigneten Fällen die völlige Zerstörung der Geschwulst, eine kurative Therapie also, und in fortgeschrittenen Fällen ihre Verkleinerung und damit eine Lebensverlängerung, eine palliative Behandlung. Erreichbar sind beide Ziele aber nur über einen Kompromiß.

Die Strahlenärzte stehen grundsätzlich vor dem gleichen Problem wie die Chemotherapeuten: Ihre Therapie zerstört zwar Krebszellen, schädigt aber auch in erheblichem Ausmaß gesundes Gewebe. Der „Strahlenkater" während und nach der Behandlung ist nur das äußerlich und vordergründig bemerkbare Symptom dafür. Die gravierenden Schäden machen sich oft erst später bemerkbar.

Die Strahlen wie auch die Zytostatika wirken am besten, wenn sich die Tumorzelle im Teilungsstadium befindet. Dann ist jede Zelle besonders empfindlich für solche Einwirkungen von außen. Die Wirkung beider Maßnahmen beruht im Grunde aber nur darauf, daß sich Krebszellen häufiger teilen als die meisten gesunden Körperzellen. Bei der Therapie werden deshalb letztlich mehr Tumorzellen vernichtet, eben weil sie sich öfter teilen. Bei einer Bestrahlung (und bei der Chemotherapie) werden dadurch aber auch besonders jene Organsysteme mitbetroffen, deren Zellen sich im Normalzustand ebenfalls schnell teilen. Das sind besonders die blutbildenden Zellen des Knochenmarks (wo auch die Abwehrzellen gebildet werden) und die empfindlichen Schleimhäute.

Theoretisch ließe sich jede Krebsgeschwulst völlig zerstrahlen, wenn man sie gezielt treffen könnte. Aber die Strahlen müssen durch gesundes Gewebe hindurch, um die Geschwulst zu erreichen. Und sie hören dort nicht auf zu wirken. Sie dringen tiefer in den Körper ein. Darum wird ein Kompromiß nötig: Es können selten so viele Bestrahlungen gegeben werden, wie nötig wären, um die ganze Geschwulst zu zerstören. Die Nebenwirkungen auf das umliegende, gesunde Gewebe setzen der Therapie eine Grenze. Beim Eierstockkrebs etwa wird dieses Handicap der Radiologen deutlich: Was nutzt es der Patientin, wenn der Tumor beseitigt wird, gleichzeitig aber auch der Darm, die Blase und andere Unterleibsorgane so stark geschädigt werden, daß sie nicht mehr funktionieren?

Die Strahlenärzte können nur durch einige Tricks versuchen, die Belastung des gesunden Gewebes in Grenzen zu halten. Und da haben sie und die Hersteller sich eine Menge einfallen lassen. Sie lassen beispielsweise die Strahlenquelle kreisen, so daß zwar der Tumor immer im Mittelpunkt des Strahlenkegels liegt, das umliegende Gewebe aber nur sporadisch getroffen wird. Sie experimentieren mit Mitteln, die die Strahlenempfindlichkeit des Tumors erhöhen, und sie geben die erforderliche Strahlendosis in Intervallen, in Abständen, um dem gesunden Gewebe immer wieder Erholungspausen zu gönnen. Eingebürgert hat sich beispielsweise ein Behandlungsschema, bei dem vier bis acht Wochen lang jeweils vier bis fünfmal pro Woche bestrahlt wird. Dann folgt eine längere Pause. Das kann aber auch je nach Tumor und Zustand des Patienten anders gehandhabt werden.

Trotz all dieser Maßnahmen ist es nicht möglich, eine Strahlentherapie ganz ohne Nebenwirkungen durchzuführen. Diese können den Patienten erheblich belasten. „Wir müssen notgedrungen Komplikationen in Kauf nehmen", erklärte Professor *Walter Frommhold* vom Strahleninstitut der Universität Tübingen dazu auf dem Chirurgenkongreß 1981 in München.

Mit modernen Telekobalt-, Hochvoltgeräten oder Photonenstrahlern läßt sich zwar heute manches Leid vermeiden, was früher zum unvermeidlichen Nebeneffekt der Bestrahlung gehörte. So gab es früher fast immer Strahlengeschwüre, Nekrosen (Gewebetod) im Fettgewebe oder Teleangiektasien (Blutgefäßschäden). Gefürchtet waren Knochenschäden als Strahlenfolge. Nach Bestrahlungen des Brustraums konnten das Schlüsselbein oder die Rippen brechen, nach Unterleibsbestrahlungen zersplitterten mitunter die Beckenknochen. „Solche Schäden sieht man heute kaum noch", beruhigte der Radiologe in München die Kollegen. „Kaum noch" bedeutet aber auch, daß sie noch vorkommen. Nicht in allen Kliniken stehen die modernsten Geräte und nicht alle Ärzte haben ausreichende Erfahrung.

Aber auch mit den technisch ausgereiften Geräten bleiben bestimmte Strahlenschäden fast unvermeidbar. Da sind einmal die Sofortfolgen, die den Patienten bereits während der Therapie erheblich belasten können: Es kommt zu Müdigkeit, Schwindelanfällen, Übelkeit, Erbrechen, schleimigen oder blutigen Durchfällen (bei Bauchbestrahlungen) und Störungen bei der Miktion*, also beim Wasserlassen. Werden der Brust- oder Halsbereich mit hohen Dosen bestrahlt, kommt es zu quälenden Schleimhautreizungen im Mund, im Rachen, in der Speiseröhre und in den Bronchien. Auch Strahlenpneumonien, Lungenentzündungen, können auftreten. Mitunter schmerzhafte Hautreizungen lassen sich nicht vermeiden. Lymphstauungen (Ödeme) sind eine quälende Folge der Bestrahlung. Wird etwa nach einer Brustoperation die Achselhöhle bestrahlt, bleibt ein aufgeschwemmter, dicker Arm häufig zurück — wie auch nach operativer Entfernung der Lymphknoten.

Das sind jedoch nur die akuten Nebenwirkungen. Bei einer Krankheit, bei der es meist um Leben und Tod geht, sind sie noch zu verantworten. Doch leider treten in vielen Fällen auch Spätfolgen auf, die meist viel gravierender sind und über die von den Strahlenärzten nicht so gerne öffentlich gesprochen wird. Sie schädigen vor allem die inneren Schleimhäute und die blutbildenden Organsysteme. Mit Schleimhäuten ist beispielsweise das ganze Innere unseres Körpers ausgekleidet, vom Rachen bis zum Darmausgang. Der Bauchraum besteht sozusagen fast nur aus Schleimhäuten. Dort sind denn auch die Spätschäden besonders häufig und schwer. Bis zu 20 Prozent der Bestrahlten müssen damit rechnen, daß solche Schäden nicht nur vorübergehend sind, sondern daß sie die Lebensqualität später erheblich herabsetzen und daß sie viele Nachbehandlungen erfordern, bis hin zu großen, risikoreichen Operationen.

Strahlenschäden laufen in zwei Phasen ab. Die akuten Schäden heilen, so Professor *Leo Koslowski* auf dem Münchner Chirurgenkongreß, meist spontan ab. Sie verursachen für wenige Wochen oder Monate heftige Beschwerden. Dann vergehen oft zwei bis drei Jahre relativer Beschwerdefreiheit, ehe sich die Spätfolgen bemerkbar machen. Es kommt beispielsweise zu schmerzhaften Geschwüren und ständigen Entzündungen am Darm oder an der Blase. Fibrosen (Vernarbungen) am Bindegewebe treten auf. Sie führen zu häufigem Stuhlgang, ohne daß sich der Darm völlig entleert. Oder die Betroffenen können den Stuhl beziehungsweise das Wasser nicht halten, oder sie haben Entleerungsschwierigkeiten. Die Ernährung wird zu einem Problem. Medizinisch sind solche Strahlenschäden schwer zu beherrschen. Bei Fortschreiten des Leidens kommt es zu Stenosen im Darm, zu Verengungen oder Verschlüssen, die dann operativ beseitigt werden müssen. Zwischen Dünndarm und Dickdarm können sich Fisteln bilden, aber auch zwischen Darm und Blase oder Enddarm und Scheide entstehen solche Querverbindungen, mit all ihren äußerst unangenehmen Begleiterscheinungen. Da die inneren Organe in solchen Fällen meist auch noch stark entzündet und miteinander verklebt sind, kann der Chirurg selten das Leiden ganz beseitigen. Er kann nur versuchen, die ärgsten Beschwerden zu lindern. Das Risiko solcher Operationen ist ungewöhnlich hoch.

Auffallend ist, daß solche Beschwerden sehr unterschiedlich auftreten. Manche Patienten vertragen auch hohe Strahlendosen fast ohne heftige Beschwerden und Folgen. Andere leiden erheblich unter geringeren Dosen. Voraussehen und bei der Therapie berücksichtigen läßt sich das kaum. Auch die sehr interessante Frage: Warum treten bei dem einen so schwere Schäden auf, bei dem anderen aber selten, läßt sich nicht beantworten. Die Widerstandskräfte gegen solche äußeren „Gewalteinwirkungen" scheinen individuell sehr unterschiedlich zu sein. Könnte das auch etwas mit dem Abwehrsystem zu tun haben? Erwiesen ist jedenfalls, daß durch verschiedene biologische Mittel, von Vitaminen über Pollen bis hin zu abwehrstärkenden Spritzen, die Strahlenverträglichkeit verbessert werden kann.

Chemotherapie

Die umstrittenste Behandlungsart bei Krebs ist die Chemotherapie. Dabei werden sogenannte Zytostatika eingesetzt, stark wirksame Zellgifte. Professor *Krokowski* in Kassel nannte diese Behandlung einmal „die mühevolle Belebung eines leidvollen Schlußakkords". Und auf einer Tagung der Deutschen Gesellschaft für Gynäkologie hörte man 1980 die Anklage: Stolz berichten die Chemotherapeuten „ihre Erfolge", Lebensverlängerungen von Wochen und Monaten. Diese Überlebensfristen trotzen sie mit ausgefeilten Therapieschemata dem Tode ab. Aber sie fragen kaum, was dem Patienten diese paar Monate mehr bringen außer verlängertem Leiden.

Die Chemotherapeuten selbst sprechen seit Jahren immer wieder von einem „Durchbruch" oder kündigen ihn an. Sie stützen sich dann auf neue Mittel oder auf Teilerfolge, wenn es ihnen etwa beim kleinzelligen Lungenkrebs gelingt, die Überlebenszeiten des Kranken von einem halben auf ein oder zwei Jahre zu verlängern. Und sie verweisen auf die wirklich beeindruckenden Ergebnisse ihrer Behandlung bei krebskranken Kindern. Aber ist hier schon das letzte Wort gesprochen? Über allen diesen „Gebesserten" oder „Geheilten" schwebt die Gefahr, in fünf, zehn oder zwanzig Jahren erneut an Krebs zu erkranken, an einem Zweitkrebs, der durch das Antikrebsmittel erst ausgelöst wird.

Berücksichtigt werden sollte jedoch, daß viele Krebsärzte bei der Behandlung in einem Gewissenskonflikt stehen. Einmal gebietet ihnen das ärztliche Ethos, alles zu tun, um dem Kranken zu helfen. Und häufig sind es der Kranke selbst oder seine Angehörigen, die darauf drängen, daß etwas getan wird. Den Tod anzunehmen haben die meisten Menschen nicht gelernt.

Übersehen werden darf auch nicht, daß die Chemotherapie in den letzten Jahren erheblich verfeinert wurde, daß es durch die Kombination mehrerer Präparate und durch ihre zeitlich gestaffelte Anwendung gelungen ist, die Nebenwirkungen erträglicher zu gestalten und durchaus lebenswerte Lebensverlängerungen zu erzielen. Die grundsätzliche Ablehnung dieser Behandlungsmethode ist sicher nicht richtig. Aber mehr als bei allen anderen Behandlungsmethoden gilt es hier, die Vor- und Nachteile gegeneinander abzuwägen.

Bei den chemischen Anti-Krebs-Mitteln handelt es sich, wie schon gesagt, um Zellgifte. Pate bei den ersten Mitteln standen die tödlichen Kampfgase aus dem Ersten Weltkrieg. Aber auch aus Pflanzenstoffen und neuen, künstlich in der Retorte erzeugten chemischen Verbindungen werden diese Präparate hergestellt. Ihre Wirkung beruht im Prinzip darauf, daß sie in unterschiedlicher Weise die Zellteilung blockieren. Eine ruhende Zelle wird von diesen Giften kaum beeinträchtigt, auch ruhende Krebszellen nicht. Wirksam werden diese Mittel immer dann, wenn die Zelle — die gesunde, wie die entartete — in das Teilungsstadium eintritt. Daraus ergibt sich ein zweifaches Dilemma für die Chemotherapie:

- Da sich in einer Krebsgeschwulst niemals alle Zellen zu gleicher Zeit teilen, werden immer nur Teile des Tumors bei der Behandlung erfaßt. Diesem natürlichen Nachteil versuchen die Chemotherapeuten durch ausgeklügelte Kombination von verschieden wirkenden Mitteln zu begegnen. So können beispielsweise zunächst Mittel gegeben werden, die die Teilungsbereitschaft der Zelle verzögern. Man erzeugt sozusagen einen „Teilungsstau".

Danach setzt man Mittel ein, die nun die sich vermehrt teilenden Zellen vernichten sollen.

- Es werden auch gesunde Zellen zerstört. Der relative Erfolg der Chemotherapie gegen Tumoren beruht — wie bei der Strahlentherapie — nur darauf, daß sich Krebszellen generell häufiger teilen als normale Zellen. Nur deshalb werden auch mehr davon vernichtet.

Die gleichzeitige Schädigung des gesunden Zellgewebes setzt der Chemotherapie denn auch enge Grenzen. Oft muß sie wegen der schweren Nebenwirkungen vorzeitig abgebrochen werden.

Warum also Chemotherapie? Ließe sich auf so eine bedenkliche Behandlung nicht ganz verzichten? Beim gegenwärtigen Stand der Krebsbehandlung ist das leider nicht möglich. Bei verschiedenen Krebsarten, so den lymphatischen oder leukämischen Formen, bietet sie die einzige Möglichkeit, überhaupt etwas Entscheidendes zu tun. Da ist sie die einzige Chance. Operiert kann nicht werden, und die Radiologen können auch kaum etwas tun. In vielen anderen Fällen kann nicht oder nur eingeschränkt operiert werden. Hier soll die Chemotherapie die Reste des Tumors möglichst weitgehend zerstören. Bei solchen Krankheitsfällen kann sie durchaus zu einer Lebensverlängerung führen. Nach Professor *Drings* (Heidelberg) hat etwa jeder vierte Krebskranke die Chance, unter dieser Therapie länger und besser zu leben. Bei sieben Prozent besteht sogar die Möglichkeit der endgültigen Heilung.

Aus diesen Zahlen, die dem Patienten Hoffnung machen sollen, ergibt sich aber auch eine sehr bedenkliche Konsequenz: Um wenigen helfen zu können, müssen viele leiden!

Für den Kranken, für seine Angehörigen, aber auch für den Arzt ist es schwer, hier eine richtige Entscheidung zu treffen. Denn wer gehört zu den wenigen, denen geholfen werden kann, wer zu den vielen, denen durch diese aggressive Therapie die letzten Lebensmonate noch zusätzlich erschwert werden? Es gibt zwar inzwischen einige Tests, mit denen vor der Behandlung ermittelt werden kann, ob die Tumorzellen eines Kranken überhaupt auf die chemischen Mittel ansprechen. Im Labor läßt sich das prüfen, allerdings nicht mit absoluter Sicherheit und auch nicht für alle Mittel. Außerdem sind diese Vortests oft sehr aufwendig und können nicht in allen Kliniken gemacht werden. So besteht leider weithin immer noch die Situation, daß, um 25 von hundert Kranken zu helfen, die 75 anderen unnötig leiden müssen. Sie werden einer Tortur unterzogen, die ihnen nicht nur nichts nützt, sondern die ihnen zusätzlich Qualen und manchmal wohl auch einen früheren Tod bringt.

Etwa die Hälfte aller Tumoren spricht auf die Chemotherapie überhaupt nicht oder nur wenig an. Dazu gehören der Magen- und der Darmkrebs — obwohl auch hier immer wieder neue Therapieversuche unternommen werden. Ebenso sind Hirntumoren, Schilddrüsenkrebs oder Liposarkome (Fettgeschwülste) für Zytostatika unangreifbar. Äußerst fraglich ist eine Wirkung bei Hautkrebs (z. B. Melanomen). Sehr gering sind die Erfolge bei der häufigsten Art von Lungenkrebs, dem Platten-Epithel-Karzinom, weiter beim Brustkrebs, beim Prostata-Krebs, bei Tumoren im Hals- und Mundhöhlenbereich, bei Nierenkrebs und Weichteilsarkomen. Beim Gebärmutterkrebs ist der Einsatz von Zytostatika umstritten.

Einigermaßen bewährt haben sich die Chemotherapeutika beim Eierstockkrebs, bei Hodenkrebs, beim kleinzelligen Lungenkrebs, beim Knochenkrebs, bei Lymphomen (Krebs der Lymphdrüsen) und bei allen Krebsarten, von denen Kinder befallen werden. Das geht aus einer Zusammenstellung von Dr. *Krokon* vom österreichischen Krebszentrum hervor. Allerdings müssen auch diese Erfolge mit einem hohen Risiko bezahlt werden. Dazu gehören nicht nur die schwer erträglichen Nebenwirkungen. Bei den Kindern und Jugendlichen sterben sieben bis zehn Prozent während der Behandlung an den hochdosierten Zellgiften.

Erfolgsstatistiken haben auch immer nur eine beschränkte Aussagekraft. Im Grunde ist es so, daß fast alle sehr widersprüchlich sind. Wenn eine Klinik Erfolgszahlen mit einer neuen Therapieform vorlegt, kann aus einer anderen Klinik das genau gegenteilige Ergebnis gemeldet werden. Viele Ärzte haben auch ganz bestimmte Vorlieben für bestimmte Medikamente. So ist es häufig der Fall, daß Patienten mit der gleichen Erkrankung hier so, dort so behandelt werden. Auch das zeigt, daß alle chemischen Mittel gleich gute oder gleich schlechte Ergebnisse bringen. Keines ist bisher überzeugend.

Die allgemeine Unsicherheit über die richtige Therapie verführt die Ärzte auch dazu, es immer wieder mit abgewandelten Therapieformen zu versuchen. Dazu wird eine Studie begonnen. Dann werden beispielsweise die an Tagen mit geradem Datum eingelieferten Patienten nach dem Schema A behandelt, die an ungeraden Tagen eingelieferten nach dem Schema B. Solche Studien müssen natürlich sein. Bevor eine Therapie (nicht nur bei Krebs) allgemein eingeführt werden kann, muß ihre Wirkung möglichst genau überprüft werden. Da es jedoch bei Krebs meist mehrere Jahre dauert, ehe ein Erfolg wirklich beurteilt werden kann, kann es passieren, daß viele Patienten einer Therapie ausgesetzt werden, von der sich später herausstellt, daß sie nicht optimal war.

Die Nebenwirkungen der verschiedenen Chemotherapeutika sind prinzipiell ähnlich, auch wenn die Mittel unterschiedliche Wirkungsansätze haben. Schäden werden vor allem in jenen Organen und Systemen des Organismus angerichtet, deren Zellen sich schnell vermehren. Deutlich wird das am Haarausfall. Haarzellen teilen sich besonders oft, sie werden daher auch besonders schnell von der Chemotherapie betroffen. Aber was am Haar sofort sichtbar wird, trifft — unsichtbar — auf viel lebenswichtigere Organe genauso zu. Wie bei der Bestrahlung (bei der die Schäden wenigstens örtlich begrenzt werden können), so sind auch durch die chemischen Mittel vor allem die Schleimhäute betroffen, das lymphatische System und das Knochenmark mit seinen blutbildenden Zellen. Und es muß mit Schäden an Lunge, Leber, Nieren, Blase und Herz gerechnet werden. Häufig bleiben es Dauerschäden.

Besonders tiefgreifend und folgenreich sind die Zerstörungen, die am Lymphsystem und am Knochenmark angerichtet werden. Hier sind die Produktionsstätten für Blutzellen und Abwehrzellen. Mehr als jede andere Therapie lähmen die Zytostatika die Abwehrkräfte des Kranken. Sein Immunsystem wird zumindest zeitlich, wenn nicht auf Dauer schwer geschädigt.

Diese Nebenwirkung, nämlich die Lähmung der Abwehrkräfte, kann sogar das Gegenteil dessen bewirken, was erstrebt wird: Der Tumor wird nicht besiegt, sondern es wird letztlich seine Ausbreitung gefördert. Zwar kann die Hauptgeschwulst verkleinert werden,

Absiedlungen aber können ungehinderter denn je anwachsen. Oder es bilden sich später Zweittumoren.

Auf die Gefahr von Zweitkarzinomen weist Professor *Rudolf Gross* (Köln) besonders hin. In einem Fortbildungsaufsatz „Zytostatika: Nutzen und Gefahr" (erschienen 1983 im Deutschen Ärzteblatt) schreibt er: „Diesen fatalen Folgen einer zunächst erfolgreichen Chemo- oder Strahlentherapie hat sich im letzten Jahrzehnt eine erhöhte Aufmerksamkeit zugewendet." Dann berichtet er über die Ergebnisse verschiedener Untersuchungen, in denen der Frage nachgegangen wurde, wie häufig Krebspatienten, die mit Chemie oder Strahlen behandelt wurden, in späteren Jahren erneut an Krebs erkranken. Dabei handelt es sich dann nicht um einen Rückfall oder um Metastasen, sondern um eine erneute Krebserkrankung, ausgelöst durch die vorherige Behandlung. Denn Strahlen und Zytostatika müssen zu den stark wirksamen Kanzerogenen gezählt werden.

In diesen Untersuchungen werden die Gefahren noch sehr unterschiedlich beurteilt. Einige Forscher kamen zu dem Ergebnis, daß das Risiko, erneut an Krebs zu erkranken, hundertmal so groß ist wie bei der normalen Bevölkerung. Andere kommen zu einer 30 oder nur 10fachen Gefährdung. Vorhanden ist sie aber in jedem Fall. Und sie zwingt dazu, den Einsatz von Chemotherapeutika in jedem Einzelfall sehr kritisch zu überdenken.

Professor *Gross* hält diese Mittel für gerechtfertigt, wenn ein generalisiertes Tumorleiden vorliegt, wenn bereits Metastasen festgestellt wurden und wenn auf andere Weise keine Lebensverlängerung zu erzielen ist.

Nur sehr wenig hält der Kölner Professor von einer vorbeugenden, adjuvanten Chemotherapie. Dabei wird sie angewandt, wenn der Verdacht besteht, daß bereits Metastasen vorhanden sein könnten. Sie ist dann eine prophylaktische Maßnahme, es soll vorbeugend versucht werden, auch das Metastasenwachstum zu bremsen oder zu verhindern. „Für diese Art von Tumorprophylaxe" gibt es nach Prof. *Gross* keine Erfolgsbeweise. Ihr Einfluß auf die Heilungschancen ist umstritten. Auf jeden Fall müssen die sicheren Schäden und der mögliche Nutzen gegeneinander abgewogen werden, und das unter Mitsprache des Patienten. Der Genfer Professor *Sauter* spricht sogar von einer „unnötigen Quälerei", wenn Frauen nach der Brustoperation auf Verdacht einer adjuvanten Chemotherapie unterzogen werden.

Das alles macht die Chemotherapie zu einer sehr zweischneidigen Waffe. Selbst viele Ärzte, die sie bei ihren Patienten anwenden, zögern, wenn Angehörige oder gar sie selbst so behandelt werden sollen.

Zwar gibt es sicher Erkrankungsformen und -stadien, bei denen sie Vorteile bringt. Ebenso häufig aber könnte auch sicherlich auf sie verzichtet werden, ohne dem Patienten zu schaden. Im Einzelfall ist das schwer zu entscheiden. Und kein Patient sollte die Entscheidung darüber allein einem Arzt überlassen. Er selbst oder seine Angehörigen sollten auch andere Ärzte über die Notwendigkeit und über die Aussichten befragen — und zwar Ärzte aus anderen Kliniken. Und in jedem Fall sollte gelten: Chemotherapie nur, wenn keine andere Möglichkeit besteht.

Hormontherapie

In den letzten Jahren hat eine schon früher versuchte Therapie wieder an Bedeutung gewonnen, die mit Hormonen. Allerdings ist sie nur bei wenigen Krebsarten möglich. Bekannt ist seit langem, daß beispielsweise der Brustkrebs, der Eierstock- oder der Gebärmutterkrebs, sowie das Prostata-Karzinom in ihrem Wachstum von Hormonen beeinflußt werden. Deshalb wurden früher, seltener auch noch heute, die hormonproduzierenden Drüsen herausoperiert. Die Erfolge dieser radikalen Eingriffe waren jedoch gering und standen in keinem Verhältnis zu den damit verbundenen Auswirkungen auf den Organismus.

Neue Erkenntnisse haben nun jedoch neue Therapieansätze möglich gemacht. So sind einmal brauchbare Medikamente entwickelt worden. Zum anderen entdeckte man, daß nicht alle Geschwülste auf die Hormonbehandlung ansprechen. Das kann jetzt vorher festgestellt werden, indem die sogenannten „Rezeptoren" bestimmt werden. Das sind sozusagen „Empfänger" an den Krebszellen, über die die Hormone erst wirksam werden können. Sind beispielsweise beim Brustkrebs die Hormon-Rezeptoren vorhanden, kann eine entsprechende Behandlung gute Erfolge bringen. Fehlen die Rezeptoren, verliert die Therapie viel von ihrer Wirksamkeit. Behandelt wird mit Gegen-Hormonen, also solchen, die den negativen Einfluß der körpereigenen Hormone „abblocken".

Der große Vorteil der Hormonbehandlung liegt darin, daß sie sehr viel besser vertragen wird als die Chemotherapie, bei etwa gleichem Erfolg. Auf dem 2. Internationalen Heidelberger Symposium über „Neue Wege in der Brustkrebsbehandlung" im Herbst 1983 berichtete Dr. *M. Kaufmann* von der Universitäts-Frauenklinik in Heidelberg über Remissionsraten von 60 Prozent. Vor allem Frauen in der Postmenopause, nach den Wechseljahren, können von der Hormonbehandlung profitieren. Zu ähnlichen Ergebnissen kommen auch amerikanische Studien. Prof. *K. W. Brunner* vom Tumorzentrum in Zürich erzielte bei Frauen mit einem metastasierenden Brustkrebs mittlere Überlebenszeiten von 43 Monaten, allerdings mit einer abwechselnden Behandlung mit Hormonen und Zytostatika.

Die Hormontherapie gehört zu den adjuvanten Behandlungsformen. Sie kann nach der Operation durchgeführt werden. Meistens aber wird sie eingesetzt, wenn es zu einem Rückfall gekommen ist, wenn sich also Tochtergeschwülste gebildet haben.

Heroische Medizin

Besonders in der Krebsheilkunde gibt es auch eine „heroische Medizin", heldenhaft allerdings weniger für den Arzt, sondern mehr für den Patienten, der sie ertragen muß. Da wird beispielsweise bei bestimmten Formen von Blutkrebs das Knochenmark entnommen, damit der Patient bis an die Grenze des Erträglichen bestrahlt oder mit Zytostatika vollgepumpt werden kann. Das Knochenmark wird vorher entnommen, weil es besonders schnell durch diese Behandlungsmethoden geschädigt oder zerstört werden würde. Nach der Behandlung wird dann das Knochenmark wieder zurückgespritzt. Oder es wird die vom Krebs befallene Leber vom Blutkreislauf abgetrennt. Dann wird das kranke Organ mit den Antikrebsmitteln durchspült. Der Zweck ist auch hier, den Körper vor den Nebenwirkungen der Zellgifte zu schützen.

Viele dieser Behandlungen sind aus Not und Verzweiflung geboren — aus der Not der Ärzte, helfen zu wollen und aus der Verzweiflung der Patienten und ihrer Angehörigen, die sie nach jedem „rettenden Strohhalm“ greifen lassen. Oft wird das, was auf den Kranken zukommt, auch nur mildtätig verschleiernd angedeutet. Selbst auf Kongressen, wo die Mediziner unter sich sind, oder in Fachzeitschriften wird die Problematik dieser „heroischen Therapiekonzepte“ nur angedeutet. Es ist selten, daß ein Fachblatt (Medical Tribune) einen Bericht über die Behandlung von Leukämie so überschreibt: „Knochenmark-Transplantation ist einfach — aber dann . . .“

Dieses „aber dann . . .“ beginnt für den Kranken, beispielsweise bei einem Kind mit Leukämie, schon Wochen vor der Transplantation. Bis an die Grenze der Verträglichkeit wird es mit Zytostatika behandelt. Einmal sollen möglichst viele der Krebszellen vernichtet werden, vor allem aber muß das Abwehrsystem völlig ausgeschaltet werden. Sonst würde es gegen das von einem Spender stammende Knochenmark sofort ankämpfen und es nicht annehmen. Sind dann die 500 bis 1 200 Milliliter gesundes Knochenmark dem kranken Kind übertragen worden (durch Infusion), beginnt ein Kampf um Leben und Tod. Das Kind verfügt jetzt über keinerlei Abwehrkräfte. Schutzlos ist es jedem Virus oder Bakterium ausgeliefert. Die geringste Infektion kann zum Tode führen. Deshalb wird es in einem keimfreien Zelt völlig von der Umwelt abgekapselt. Es darf nur keimfreie Luft atmen, nur keimfreie Nahrung zu sich nehmen. Diese wird ihm durch eine Sonde eingeflößt. Kein Arzt, keine Schwester, kein Vater, keine Mutter darf es direkt berühren.

Diese erste Phase der Behandlung dauert mindestens drei Wochen. Bis dahin entscheidet sich, ob das fremde Knochenmark vom kranken Körper überhaupt angenommen wurde. Ist das nicht der Fall, stehen die weiteren Überlebenschancen mehr als schlecht. Wurde das Spendermark angenommen, beginnt die zweite Behandlungsphase. Sie dauert mindestens einen Monat. Denn nun beginnen die Abwehrzellen aus dem gespendeten Knochenmark einen Kampf gegen ihren neuen Wirtskörper. Leberschäden mit schwerer Gelbsucht treten auf, es kommt zu chronischen Durchfällen, Hautausschlägen und Lungenentzündungen, die tödlich ausgehen können. Um diese Transplantationsfolgen möglichst gering zu halten, werden weiter Chemotherapeutika, Kortisone und andere Mittel gegeben, die das Immunsystem niederhalten. Neuerdings gibt es jedoch ein Mittel, das nur jene Abwehrzellen lähmt, die an der Abstoßungsreaktion beteiligt sind. Das könnte auch diese Krebstherapie erleichtern.

Aber noch ein Jahr lang, in der dritten Phase der Behandlung, muß das Kind jede Infektion fürchten. Noch immer muß sein Immunsystem unterdrückt werden, damit das gespendete Knochenmark einwachsen kann. Erst nach dieser Zeit gilt es als geheilt. Vom Blutkrebs. Aber Schäden durch die Therapie, durch die großen Mengen giftiger Medikamente, können sein ganzes Leben lang bleiben. Das können schwere Herzfehler sein, Leber- oder Nierenschäden. Ob das „geheilte" Kind jemals Kinder bekommen darf oder kann, ist noch ungewiß. Sein Erbgut könnte geschädigt sein. Und sein Risiko, später noch einmal an Krebs zu erkranken, der durch die chemischen Mittel ausgelöst wurde, ist um ein Vielfaches höher als bei anderen Menschen.

Therapien der „ultima ratio" nennen die Ärzte selbst solche Behandlungsmethoden. Letzte Möglichkeiten werden versucht. Aber — und das ist eine Gefahr — solche Therapien der letzten Vernunft machen sich selbständig. Sie können für die beteiligten Ärzte zum Selbstzweck werden. Ganze Forscherteams sind dann damit beschäftigt, solche Therapien zu vervollkommnen, um vielleicht doch noch einige Kranke mehr retten zu können. Millionen aus Spenden und Steuergeldern werden in solche Projekte gesteckt. Geist und Geld werden in Vorhaben investiert, von denen sich ziemlich sicher sagen läßt, daß sie wohl niemals die Lösung des Problems bringen werden. Für Forscher, die nach neuen Wegen suchen, bleibt ein kläglicher Rest an Fördermitteln.

Immuntherapie

„Immuntherapie" ist innerhalb von zehn Jahren zum Stichwort in der Medizin geworden. Kein Kongreß vergeht, auf dem es nicht fällt. Hoffnungen knüpfen sich daran und Erwartungen, sicher auch viele unerfüllbare. Interferon ist ein Beispiel dafür. Von diesem Abwehrstoff, aus Blutzellen gewonnen, erwarteten selbst kritische Mediziner fast wunderbare Wirkungen. Für manche schien das Krebsproblem schon gelöst. Man brauche nur genug davon und alle Kranken könnten geheilt werden. Jetzt hat man genug davon. Bakterien stellen es her. Erschwinglich ist es dadurch auch geworden. Aber die Behandlungsergebnisse sind enttäuschend.

Bei einer Krankheit, die so viele ängstliche Emotionen weckt, ist es nicht verwunderlich, daß die Öffentlichkeit immer wieder durch das Wechselbad von Hoffnung und Enttäuschung gezogen wird. Einmal ist es der „Wunderstoff CH 23", dann wird ein Arzt wie Dr. *Hamer* zum „Wunderheiler", oder die „Wundermittel" heißen Bamfolin oder Beres-Tropfen.

Es sind nicht immer Kurpfuscher, die diesen Wirbel verursachen. Die Erfinder oder Entdecker solcher angeblich hundertprozentigen Krebsheilmittel glauben meist selbst an das, was sie anpreisen. Und wer glaubt, sieht oft nur das, was er glauben will. Er täuscht sich — und andere.

Erste scheinbare Erfolge werden überbewertet. Der Entdecker ist felsenfest von der Wirkung des von ihm gefundenen Stoffes überzeugt, der Patient hofft, daß es wirken möge. Und wenn Glaube und Hoffnung zusammentreffen, dann werden selbst Berge versetzt, wie es schon in der Bibel heißt.

In der modernen Medizin nennt man das einen Plazeboeffekt. Er ist mit jeder Behandlung verbunden. So wie die gekränkte Seele krank machen kann, so kann die hoffende auch mit Sicherheit zur Genesung beitragen. Bei einem Patienten, der an eine Arznei glaubt, hilft diese um etwa 30 Prozent besser als bei Skeptikern. Der Plazeboeffekt ist also positiv zu bewerten. Bei leichten Krankheiten, vor allem bei den unzähligen psychosomatischen Leiden, kann er durchaus heilsam sein. Bei schweren Krankheiten aber ist er meist nur von kurzer Dauer. Der Kranke blüht auf. Weil er will, hofft und glaubt, daß es ihm besser geht, geht es ihm auch besser. Die Kräfte des Willens und die der Seele bewirken viel. Aber können Krebskranke soviel Kraft aufbringen, für lange, lange Zeit?

Bei vielen Krankheiten läßt sich ein Verhältnis zwischen Entstehungs- und Heilungszeit beobachten. Eine Erkältung, so weiß jeder, kommt acht Tage und geht eine Woche. Wenn ein ähnliches Verhältnis auch für Krebs gilt — und dafür spricht einiges — so müßte es heißen: Der Krebs kommt fünf, zehn oder gar 20 Jahre, und ebenso lange dauert es auch, bis er gegangen ist. Eine Operation kann bestenfalls den Tumor beseitigen. Aber der ist ja nur das sichtbar gewordene Zeichen der Krankheit. Und nur dieser wird in der konventionellen Medizin behandelt. Manche besiegen ihre Krankheit. Das sind die 35 Prozent der Kranken, die nach fünf oder zehn Jahren als geheilt gelten. Für 65 Prozent jedoch reichen diese Selbstheilungskräfte nicht aus. Diese Kräfte zu unterstützen, sie zu aktivieren, müßte aber ein Ziel jeder Krebsbehandlung sein. Die Immuntherapie bietet sich dafür an!

Versäumte Chancen

Aber warum hat sie sich in der Praxis noch so wenig durchgesetzt? Dr. *Issels* und andere haben doch schon in den fünfziger Jahren damit Erfolge erzielt. Viele tausend Ärzte haben ähnliche Methoden der Therapie entwickelt und praktiziert. Warum, so fragt man sich, ist sie immer noch so umstritten?

Vorurteile haben eine verhängnisvolle Rolle gespielt. Professor *Bauer*, als Kronzeuge gegen Dr. *Issels* einer breiten Öffentlichkeit bekannt geworden und viele Jahre lang in Deutschland der „Papst" der wissenschaftlichen Onkologie, der Krebsheilkunde, hat sicher viele Verdienste.

Er hat aber auch eine ganze Medizinergeneration einseitig geprägt. Er hat den Lehrsatz zum Dogma erhoben, daß Krebs geheilt werden kann, wenn es nur gelingt, die Geschwulst so radikal wie möglich zu beseitigen. Die ganzheitliche Auffassung vieler Therapeuten stieß auf taube Ohren. Sie widersprach dem Denkschema der konventionellen Medizin. Das muß ohne Vorwurf gesehen werden. Es ist ein menschliches Problem, kein medizinisches. Jeder Mensch unterliegt solchen Denkschablonen, in der „Lehrzeit" geprägten Vorstellungen und Meinungen. Professor *Bauer* erkannte die Bedeutung der Immuntherapie erst kurz vor seinem Tode. „Die körpereigenen Abwehrkräfte müssen so gestärkt werden, daß der Körper selbst, sein Immunsystem, mit dem Krebs fertig werden kann", sagte er 1978.

Leicht gemacht wurde es den Gegnern und Kritikern auch dadurch, daß in diesen Anfangsjahren der Immuntherapie auch noch Mittel empfohlen wurden, die es rezeptfrei in Apotheken gab, die jeder Heilpraktiker anwenden konnte. Die Immuntherapie, für die meisten Mediziner bis weit in die 60er Jahre hinein sowieso kaum vorstellbar, sollte mit Roten Rüben, Sauermilch, Diät, künstlichem Fieber und manchmal auch sehr obskuren Mitteln wie Mandelkernen betrieben werden.

Vielfach sind die „Außenseitermethoden" auch durch die Außenseiter selbst in Mißkredit gebracht worden. Die Zelltherapie sollte verjüngen können, sie sollte bei Hämorrhoiden, Haarausfall, Herzschwäche, Leberleiden und wer weiß nicht was allem wirksam sein. Unkritisch und für unverhältnismäßig hohe Honorare wurde sie oft angewandt. Es ist durchaus verständlich, wenn Skepsis und Ablehnung diese Therapieversuche begleiteten. Unverständlich wird es allerdings, wenn solche Vorurteile oder Abneigungen auch heute noch dazu führen, daß viele Kliniker nicht bereit sind, biologisch wirksame Substanzen zu erproben — etwa weil sie sich daran stören, daß sie von einem schwedischen Tierarzt (Thymus, Dr. *Sandberg*) oder von einem Physikprofessor (Überwärmung, Prof. *von Ardenne*) vorgeschlagen werden. Dazu ist die Not der Krebskranken einfach zu groß.

Ein dritter Umstand, der dazu führt, daß immunbiologische Mittel nur zögernd Eingang in die Kliniken und die Hochschulforschung finden, ist wissenschaftlich begründet. Die Wissenschaft, besonders aber die Medizin, ist von Natur aus konservativ. Das Bewährte hat Vorrang vor dem Neuen. Auch keiner von uns möchte ja unbedingt Versuchskaninchen bei der Prüfung neuer Heilmittel sein. Also verlangt man nicht ohne gewisse Berechtigung, daß ein neues Mittel erst vielfach im Tierversuch getestet und dann in streng kontrollierten klinischen Studien erprobt werden muß. Zu dieser immens zeitraubenden und teuren Arbeit aber haben Praktiker selten Zeit. Sie orientieren sich bei ihrer Behandlung an der Erfahrung. Wenn es dem Patienten besser geht, ist es gut. Dieser subjektive Eindruck aber genügt dem Kliniker nicht. Er will meßbare Daten. Für ihn ist vor allem der Befund maßgebend, für den praktischen Arzt hingegen das Befinden.

Es gibt also einige berechtigte, einige verzeihliche und einige unverständliche Gründe, warum immer noch nur wenig Patienten von der Immuntherapie profitieren können. Dabei kommt die Schulmedizin heute durchaus in Argumentationsnöte. Der Berliner Professor Dr. *Joachim Hornung* kam 1982 nach der Auswertung von Behandlungsprotokollen und klinischen Studien über die Misteltherapie zu folgendem hartem Urteil: „In den Kliniken stößt man weitgehend auf Ablehnung solcher Therapien, die es nicht einmal wert seien, sich ernsthaft damit auseinanderzusetzen. Zugleich erhebt man den Vorwurf, die Wirksamkeit sei wissenschaftlich nicht bewiesen; andererseits ist man nicht bereit, diesem Zustand abzuhelfen. Eine groteske Situation, vermutlich zum Schaden des Patienten."

Aber das ist nun einmal die Situation: Auf Kongressen wird viel über Immuntherapie geredet, in den Kliniken aber wenig getan. Statt selbst voranzugehen, wartet man auf Ergebnisse, die ein anderer vielleicht vorlegen kann. Und damit kommt ein weiterer Grund zur Sprache, warum es so lange dauert, ehe sich neue Behandlungsmethoden in der Krebstherapie durchsetzen. Das betrifft übrigens nicht nur biologische „Außenseitertherapien", sondern auch neue Chemotherapeutika oder Operationsmethoden. Es ist ein Grund, der in der Sache selbst liegt: Studien über die Heilwirkung bestimmter Medikamente bei Krebs dauern länger als in anderen medizinischen Bereichen. Ob ein Mittel gegen Schnupfen wirkt, läßt sich in wenigen Wochen feststellen, ob es Magengeschwüre heilt, zeigt sich nach wenigen Monaten. Bei Krebs dauert es Jahre. Zwar läßt sich nach zwei oder drei Jahren manchmal schon ein „Trend" erkennen, ob das Mittel besser als andere sein könnte. Aber da beim Krebs Metastasen oder Rezidive oft erst nach vier oder fünf Jahren auftreten — manchmal sogar noch später — läßt sich Sicheres erst nach dieser Zeit sagen.

Vorschnelle Urteile können sogar in die Irre führen. Bei Vergleichsstudien zwischen konventionellen und biologischen Mitteln kann das deutlich werden: So sind bei manchen Chemotherapeutika kurzfristige Erfolge durchaus nicht selten. In den ersten ein, zwei oder drei Jahren zeigt die Statistik, daß nicht weniger Patienten sterben, als unter Behandlung mit dem Immunmittel. Nach fünf Jahren aber kann das Zytostatikum schlechter abschneiden, als das Vergleichspräparat. Denn bei biologisch wirkenden Immunstärkern ist das Umgekehrte zu beobachten: In den ersten Jahren nach Beginn der Therapie zeigt sich kaum ein Vorteil gegenüber der konventionellen Behandlung. Erst nach drei, fünf oder mehr Jahren zeigt das Immunmittel seine Überlegenheit. Mehr Patienten als sonst üblich erreichen die Fünf-Jahres-Überlebens-Grenze. Das spricht übrigens für eine Kombination beider Therapien.

Dem wissenschaftlich denkenden Mediziner reicht außerdem eine solche Studie nicht aus. Sie muß erst durch weitere Studien „verifiziert" oder „falsifiziert" werden, bestätigt also oder widerlegt. Darüber gehen dann nochmals Jahre ins Land. So wird beispielsweise seit fast 20 Jahren darüber diskutiert, ob bei Brustkrebs im frühen Stadium eine kleine Operation (Ausschälung des Tumors unter Erhaltung der Brust) ausreicht, ob sie mindestens dieselben oder gar bessere Erfolge bringt als die große Operation (Totalamputation). Auch die Frage, ob nach einer Operation noch bestrahlt werden sollte, ob noch Chemotherapie nötig ist, wird von Klinik zu Klinik oft völlig anders, oft sogar völlig gegensätzlich beurteilt. Genau weiß es keiner. Den richtigen Arzt zu finden, ist oft eine Glückssache. Bei Krebs gehört besonders viel Glück dazu.

Alle die Abwehrkräfte stimulierenden Substanzen werden unter dem Begriff „Biological Response Modifiers" zusammengefaßt, als Mittel, die eine biologische Antwort des Organismus auslösen. In der konventionellen Krebstherapie werden bisher fast ausschließlich Immunmittel geprüft und angewendet, mit denen man bei anderen Erkrankungen Erfahrungen gemacht hat, die aus der Hochschulforschung kommen, oder die von den großen Pharmafirmen angeboten werden, mit denen man auch sonst im Geschäft ist. Die wichtigsten dieser Mittel sind:

BCG

Der Impfstoff gegen die Tuberkulose war eines der ersten Mittel, mit dem versucht wurde, auch Krebskranken zu helfen. Besonders ein Franzose, Professor *Mathé*, hat sich dafür eingesetzt. Die durchaus einleuchtende theoretische Überlegung war, daß ein Impfstoff immer das Immunsystem des Menschen anregt, allgemein (unspezifisch) zwar, aber doch meßbar. Auf erste Erfolgsmeldungen, besonders von Prof. *Mathé*, selbst, folgten aber bei breiterer Anwendung bald auch enttäuschende Ergebnisse. Während einige Kliniken von günstigen Wirkungen, vor allem bei Hautkrebs (Melanom) oder beim Blasenkrebs berichteten, sahen andere nichts oder nur die zum Teil schweren Nebenwirkungen. Diese äußern sich in tuberkulose-ähnlichen Erkrankungen oder gar lebensgefährlichen anaphylaktischen Schocks (Kreislaufzusammenbruch), wie sie bei schweren allergischen Reaktionen auftreten. In einigen Fällen wurde sogar ein beschleunigtes Wachstum des Tumors beobachtet. Vielleicht liegt das an der Dosierung, vielleicht am Mittel selbst. Und obwohl auch hier schon seit über zehn Jahren Behandlungsversuche laufen, ist eine endgültige Klarheit noch nicht gewonnen. In einigen Kliniken wird auch versucht, durch direktes Einspritzen des Mittels in den Tumor die Erfolge zu verbessern.

Darmbakterien

Ähnlich wie Impfstoffe, die aus abgetöteten oder abgeschwächten Viren bestehen, können auch Bakterien das Abwehrsystem stimulieren. Jede gut überstandene Infektion ist ein Immuntraining. Für die Krebstherapie suchte man sich einige relativ ungefährliche Bakterien aus und kam auf die Darmparasiten V. parvum oder Brucella abortus. Sie lösen im Körper eine heftige Abwehrreaktion aus, die Freßzellen (Makrophagen) werden aktiviert. Die Bakterien werden auch zum Teil direkt in den Tumor gespritzt. Die Erfolge scheinen jedoch nicht besser oder schlechter zu sein als die mit BCG.

Levamisol

Seit längerer Zeit gibt es auf dem Arzneimittelmarkt das Anti-Wurm-Mittel Levamisol, ein reines Retortenprodukt. Als in Laborversuchen festgestellt wurde, daß dieser Wirkstoff die thymusabhängigen Abwehrzellen, die T-Lymphozyten, anregt, daß er Makrophagen und natürliche Killerzellen aktiviert, fand er auch Eingang in die Tumorbehandlung. Auch hier gibt es einander widersprechende Erfolgsbeobachtungen. Überzeugend sind sie alle nicht. Zwar konnten Tumorrückbildungen, die durch Zytostatika oder Bestrahlungen erreicht worden waren, verlängert werden, doch kam es fast immer nur zu kurzfristigen Lebensverlängerungen beim Kranken. Sehr eingeschränkt wird die Anwendung von Levamisol durch teilweise recht gravierende Nebenwirkungen. Fast ein Drittel der Patienten reagiert mit heftigen allergischen Beschwerden. Gleiches gilt auch für das ähnlich wirkende Präparat „Methisoprinol".

Interferon

„Wunder" in der Krebsbekämpfung erhofften sich viele Mediziner von „Interferon". Das ist ein körpereigener Abwehrstoff, der lange Jahre mühsam aus menschlichen Blutzellen oder Gewebekulturen isoliert werden mußte. Die ausreichende Menge für die Behandlung eines Krebskranken hätte Millionen gekostet. Heute wird dieser Stoff von Bakterien produziert. Es gibt ihn in ausreichenden und auch bezahlbaren Mengen.

Interferon wird in menschlichen Zellen gebildet. Es gibt davon verschiedene Unterarten. Eine Zelle, die über genügend Interferon verfügt, ist für Viren kaum noch angreifbar. Der Abwehrstoff hindert die Erreger daran, sich zu vermehren. Sollte er auch gegen Krebs wirken? Könnte es sein, daß Interferon auch gegen Krebs immun macht, daß es die Entartung der Zelle verhindert?

Die ersten Behandlungsversuche an ausgewählten Patienten schienen die Frage zu bejahen. Es wurde über geradezu sensationelle Rückbildungen berichtet. Geschickt wurden solche Erfolgsberichte in die Presse lanciert. Weltweit wurde vom kurz bevorstehenden Sieg über den Krebs gejubelt. Millionen aus Forschungs- und Spendenfonds wurden in die Interferonforschung umgeleitet. Doch je mehr geforscht wurde, desto enttäuschender wurden die Ergebnisse. Gegenwärtig scheint nur sicher zu sein, daß Interferon ein ziemlich gutes Mittel gegen Schnupfen sein könnte. Auch bei Herpes-Infektionen (Gürtelrose, Lippenbläschen, Scheideninfektionen) dürfte es vielen geplagten Kranken Hilfe bringen.

Das letzte Wort über diesen natürlichen Abwehrstoff ist allerdings noch nicht gesprochen. Die ersten Versuche wurden mit sehr kleinen Mengen gemacht, die außerdem nicht ganz sauberes Interferon enthielten. Darauf führt man auch die teilweise erheblichen Nebenwirkungen zurück. An erster Stelle sind auch hier allergische Reaktionen zu nennen. Da jetzt neue Interferone in ausreichender Menge zur Verfügung stehen, könnten vielleicht auch überzeugendere Wirkungen erzielt werden. An große Überraschungen jedoch glaubt niemand mehr.

Thymus

„Solange uns das vielgepriesene Interferon nicht zur Verfügung steht, und solange Erfolge damit keineswegs als erwiesen gelten können, scheint mir jedes Mittel recht, die Volksseuche Krebs anzugehen unter Methoden, die keine schädigende Wirkung haben, für den Patienten schonend sind und sein Leben lebenswert machen. Schon ein Teilerfolg wäre ein Sieg." So beginnt eine kurze Mitteilung des Dortmunder Arztes Dr. *Gerhard Barbrock* in der Zeitschrift „Der praktische Arzt" (1981). Dann berichtet er kurz über den Krankheitsfall eines 55jährigen Bergmanns. Durch Bronchoskopie (Lungenspiegelung) und Probeexzision (Gewebeprobe) war ein kleinzelliges Bronchialkarzinom festgestellt worden. Ein operativer Eingriff war nicht mehr möglich, Strahlentherapie und Zytostatika versprachen keinen Erfolg. „Der Patient wurde nach Hause entlassen. Die Akte wurde geschlossen, die Schulmedizin strich die Segel."

Am 29. Oktober 1979 übernahm Dr. *Barbrock* den Patienten. „Meine Therapie bestand von Anfang an in Gaben von Vitamin C (vier Gramm täglich), in Mikrowellen-Bestrahlung und Thymus-Extrakt Dr. Mulli. Der Erfolg war eindrucksvoll. Die subjektiven Beschwerden besserten sich in einer halben Woche. Eine Bronchoskopie am 20. Mai 1980 ergab keinen Geschwulstzellennachweis. Eine Röntgenaufnahme im Juli 1980 ergab Verschattung, die auf einen sklerotischen Prozeß (Verkalkung) hindeutete." Der Arzt betont, daß von Heilung keine Rede sein soll. Dann fügt er diesem Vorabbericht hinzu: „In dem sicherlich folgenden Verriß durch die Schulmedizin wird bewiesen werden, daß nicht sein darf, was nicht sein kann. Immerhin, ein Erfolg ist da und der Patient führt ein lebenswertes Leben. Die Therapie hatte keine Nebenwirkungen. Vom menschlichen Gesichtspunkt aus halte ich das für das Wesentliche. Die Menschlichkeit muß in der Medizin an erster Stelle stehen."

Dies ist ein Bericht über einen Einzelfall. Er darf nicht überbewertet werden. Er ist kein Beweis dafür, daß Vitamine und Thymus Krebs heilen können. Aber er ist ein Hinweis. Gerade beim kleinzelligen Lungenkrebs müßte so ein Erfolg jedem anderen Arzt zu denken geben. Denn diese Krebsart gehört zu den tödlichsten überhaupt. Zu der Zeit, als Dr. *Barbrock* seinen Bericht schrieb, galt noch, daß ein Patient mit diesem Krebs die Diagnose höchstens um ein halbes Jahr überlebt. Inzwischen sind auch mit Chemotherapie Lebensverlängerungen von ein bis zwei Jahren erreicht worden — aber um den Preis hoher Nebenwirkungen. Die von dem Dortmunder Arzt durchgeführte Therapie war ähnlich wirkungsvoll — und menschlicher.

Die Anfänge einer Thymustherapie reichen bis Anfang unseres Jahrhunderts zurück. Aber es waren immer nur Einzelversuche. Das für die Körperabwehr wichtigste Organ, die Thymusdrüse, wurde von der Medizin lange fast völlig übersehen, wie ja überhaupt die ganze Immunforschung erst jüngeren Datums ist.

Sie begann eigentlich erst Mitte der sechziger Jahre und mit ihr die Thymusforschung. In Mitteleuropa hob ein schwedischer Tierarzt die Drüse in das Bewußtsein einer breiten Öffentlichkeit, Dr. *Ellis Sandberg*. Er hatte schon Tausende von Menschen mit dem von ihm entwickelten Drüsenextrakt (THX) gegen alle möglichen Altersleiden und Gebrechen behandelt, bevor in den Forschungszentren großer Arzneifirmen und Universitäten die Immunologen die zentrale Bedeutung der Drüse für die Körperabwehr erkannten. Mitte der sechziger Jahre begannen auch in den USA zwei Professoren, sich mit der Thymusdrüse und ihren Hormonen näher zu befassen. Es waren *Abraham White* und *Allan Goldstein* im Albert-Einstein-Institut in New York. Bald wurde ihnen klar, daß das komplizierte menschliche Immunsystem praktisch „unter dem Generalkommando der Thymus-Lymphozyten steht". Aus den über 20 verschiedenen Thymus-Fraktionen, Hormonen und ähnlichen Wirkstoffen isolierten sie einen besonders wirksamen Extrakt und nannten ihn „Thymosin". Erste Behandlungsversuche verliefen so vielversprechend, daß das Nationale Krebsinstitut der USA 1980 fünf große Universitätszentren mit der klinischen Überprüfung des Mittels beauftragte.

Eine Studie wurde von Dr. *Chretien* durchgeführt. Er behandelte 55 Patienten mit einem inoperablen kleinzelligen Lungentumor.

Von den zuerst behandelten 21 Patienten (die anderen befinden sich erst seit kürzerer Zeit in Behandlung), lebten nach zwei Jahren noch sechs — also jeder dritte — ohne Anzeichen von Krebs. Und das ohne jede weitere Therapie. Der von Dr. *Barbrock* vorgestellte Bergmann ist also kein zufälliger Einzelfall.

In verschiedenen anderen Studien wurde Thymosin kombiniert mit Chemotherapeutika eingesetzt. In allen Fällen waren die Behandlungsergebnisse besser als mit alleiniger Chemotherapie. Zu ähnlichen Ergebnissen kamen Kliniker und Forscher in Polen. Dort hat Professor Dr. *W. Kiczka* mit Dr. *Alexandrowicz* ein Thymuspräparat (TFX-Polfa) entwickelt. Er erzielte besonders bemerkenswerte Ergebnisse, wenn der Patient zusätzlich bestrahlt wurde. Der Erklärungsversuch: Durch die Strahlen wird die Tumorzelle geschädigt, geschwächt, vielleicht sogar „aufgerissen". Dadurch wird sie für die durch Thymus gestärkten Abwehrkörper angreifbarer.

Aus der Bundesrepublik Deutschland liegen bisher keine vergleichbaren Studien aus Kliniken vor, weil hier Thymuspräparate kaum angewendet werden. Dabei gibt es seit Jahren ein dem Thymosin ähnliches Präparat spritzfertig in Apotheken. Es gibt auch Hunderte von Ärzten und Heilpraktikern, die mit diesem Medikament oder mit selbst zubereitetem Thymus behandeln, aber kaum aussagefähige Untersuchungen hierüber. Jeder einzelne dieser Ärzte kann oft überraschende und manchmal sensationell klingende Kasuistiken vorlegen, Berichte über Erfolge bei einzelnen Patienten; aber das, was die Schulmedizin als Wirkungsnachweis verlangt, fehlt — die breit angelegte kontrollierte oder randomisierte Studie.

Trotzdem, einige Arbeiten in dieser Richtung liegen vor. Sie geben zumindest starke Hinweise für die Wirksamkeit.

An der Universität Tübingen arbeitet der Biochemiker Professor *Wolfgang Voelter* mit Thymusextrakten. In einem Interview sprach er von „ernsthaften Hoffnungen". Bis Herbst 1983 wurden von Ärzten seines Arbeitskreises 40 unheilbar Kranke behandelt. Bei allen konnte durch die Thymustherapie das Krebswachstum gebremst werden. Ihre Lebensqualität besserte sich auffallend. Am besten bewährte sich bei diesen Therapieversuchen eine Kombination von Chemotherapie und Thymusinjektionen. In Tierversuchen konnten sogar Tumoren bis ein Zentimeter Größe zum Verschwinden gebracht werden.

Professor *Voelter* führt die Wirkung zum Teil darauf zurück, daß im Thymus wachstumsregulierende Stoffe, sogenannte Chalone, enthalten sind. Auch Zellextrakte aus dem Knochenmark und dem Gehirn werden auf ihre Anti-Tumor-Wirkung geprüft. „Unsere Therapie beruht auf einer Stärkung des Abwehrsystems", betonte der Tübinger Professor. Die Thymustherapie sei zwar keine „Wunderwaffe", aber wenn die Erfolge so weitergingen wie bisher, werde sie sich noch in diesem Jahrzehnt durchsetzen. „Wenn ich selbst erkranken sollte, würde ich auf dieser Behandlung bestehen", sagte er.

In München konnte Dr. *Wolfgang Werk* feststellen, daß die Thymustherapie die Abwehrlage des Kranken steigert. Die Zahl der T-Lymphozyten im Blut, bei Tumorpatienten oft erschreckend niedrig, wird ziemlich schnell auf die normalen Werte angehoben. Dr. *Werks* vorsichtiges Urteil: Durch Thymusextrakte scheint eine Verzögerung von Rückfällen und eine Eindämmung der Metastasenbildung möglich zu sein. Ob sich eine Erhöhung der Heilungsquote erreichen läßt, bleibt abzuwarten.

An der Strahlenklinik Janker in Bonn gab Frau Dr. *Trutwin* 177 Patienten, die vorher operiert worden waren, drei Jahre lang dreimal täglich zehn Thymusdragees, zusätzlich zu anderen notwendigen Therapien. Meist waren es Frauen mit Brustkrebs. Als erstes fiel ihr eine schnelle subjektive Besserung bei den Kranken auf. Häufig hörte sie Äußerungen wie: „Mir ist es lange nicht so gut gegangen", „ich fühle mich kräftiger", „ich habe meinen alten Gesundheitszustand wieder erreicht". Selbst Schwerkranke fühlten sich gebessert. Laboruntersuchungen zeigten, daß die Anzahl der Lymphozyten unter der Behandlung stark anstieg, meist sogar auf den bei Gesunden vorhandenen Normalwert.

Die Zwischenbilanz nach dreijähriger Zusatztherapie mit Thymus-Dragees, gegeben im Herbst 1983 auf dem Internationalen Thymuskongreß, liest sich höchst hoffnungsvoll: Bei der Hälfte der Patienten trat eine spürbare Verbesserung des Wohlbefindens ein. Mehr als ein Drittel fühlten sich auch seelisch gestärkt. Infektionen, bei der abwehrschwächenden Chemotherapie häufig, waren bei über der Hälfte der Patienten nur selten zu beobachten. Auch vorhandene Leiden wie Asthma und Rheuma besserten sich.

Das sind jedoch nur die teilweise sehr subjektiven Nebenbefunde, bei einer Krankheit wie dieser aber auch schon viel wert. Doch zum Hauptbefund, dem Einfluß von Thymus auf das Tumorleiden, konnte Frau Dr. *Trutwin* ebenfalls beeindruckende Zahlen vorlegen: Bei den zusätzlich mit den abwehrstärkenden Dragees behandelten Patienten gab es in den drei Jahren insgesamt 58 Rückfälle. (Bei 28 Patienten traten Metastasen in den Lymphknoten auf, bei 17 in den Knochen, bei 7 in der Lunge und bei 6 in der Leber.) Bei einer Vergleichsgruppe ohne Thymus-Therapie betrug die Zahl der Rezidive dagegen 131. An ihrem Leiden verstarben in der Thymusgruppe 23 Patienten, in der Nicht-Thymus-Gruppe waren es 58 Kranke, mehr als doppelt soviele.

An Nebenwirkungen traten unter der sehr hoch dosierten Dragee-Behandlung bei etwa einem Viertel der Behandelten Magen- und Darmstörungen (Völle, Blähungen), Gewichtszunahme oder Müdigkeit auf. Sie waren jedoch nicht so schwer, daß die Behandlung abgebrochen werden mußte.

Hinweise sind das, keine wissenschaftlich vollendeten Studien. Theoretische Thymusforschung wird am Max-Planck-Institut für Medizin in Heidelberg betrieben. Dort hat Privatdozent Dr. *Christian Birr* ebenfalls einige Thymushormone isoliert und ihren chemischen Aufbau entschleiert. Dadurch wird es möglich, solche Wirkstoffe wie ein Arzneimittel künstlich herzustellen. Dr. *Birr* beurteilt die Aussichten so: „Nach unserer Meinung hat die Therapie des Krebses durch Immunstimulation mit Thymus eine großartige Chance.“ Der Wissenschaftler sieht vor allem in der vorbeugenden Medizin Möglichkeiten dieser biologischen Substanz. Vielleicht könnte es mit Thymus oder ähnlichen Stoffen möglich sein, das Wachstum von Krebs schon dann verhindern oder zu hemmen, bevor eine lebensbedrohliche Krankheit daraus geworden ist.

Mehrere Thymustherapeuten wollen diesen prophylaktischen Effekt der abwehrstärkenden Thymusbehandlung beobachtet haben. So meint der Schwede *Ellis Sandberg*, daß von den etwa 50 000 Patienten, die er bis 1970 behandelt hat, kaum jemand an Krebs erkrankt sei. Dr. *Pésic*, der in der Bundesrepublik Deutschland die Internationale Gesellschaft für Thymusforschung gründete, ist ebenfalls überzeugt, daß Thymusinjektionen vor Krebs schützen können. Er überblickt etwa 5 000 Patienten.

Angewendet werden in der Bundesrepublik Deutschland unterschiedliche Thymuspräparationen. Der originale Thymus-Extrakt nach Dr. *Sandberg* (THX) muß vom Arzt selbst hergestellt werden. Er ist nicht handelsfähig, kann also nicht über Apotheken vertrieben werden. Gesunden jungen Kälbern wird die Thymusdrüse entnommen. Sie wird fein zerkleinert und in sterilem Wasser gefiltert. Die Lösung wird dem Patienten eingespritzt. THX enthält also alle in der Thymusdrüse vorkommenden Wirkstoffe. Ähnlich vollständig ist ein Präparat „Thymex-L", das auf Rezept über Apotheken aus der Schweiz bezogen werden kann.

Die in Apotheken erhältlichen spritzfertigen Ampullen enthalten unterschiedlich „gereinigte" (ausgefällte) Thymusbestandteile. Sie werden von mehreren Herstellern geliefert. Manchmal enthalten sie Thymus allerdings nur noch in homöopathischen Dosen. Manche benutzen den Extrakt von schon geborenen Tieren, andere den von ungeborenen. Die letzteren halten Thymusfachleute zumindest in der Krebstherapie für wenig wirkungsvoll. Es kommt ja darauf an, dem menschlichen Immunsystem durch die Injektion Informationen über die zu bekämpfenden Erreger zu geben. Solche Informationen enthält aber nur der Thymus von schon geborenen Tieren, die mit Antigenen aus der Umwelt Kontakt hatten. Das Ungeborene ist ja noch nicht mit der Außenwelt in Berührung gekommen, also auch nicht mit Krankheitserregern.

Das in diesem Zusammenhang seltsam klingende Wort „gereinigt" hat folgende Bedeutung: Der gesamte Thymusextrakt enthält neben den Hormonen und anderen Wirkstoffen auch zahlreiche größere Eiweißverbindungen. Auf solche Eiweißverbindungen reagiert der Organismus häufig mit heftigen allergischen Reaktionen. Theoretisch müßte eigentlich jede Thymus- oder Zellinjektion zu dieser Reaktion führen. Die Praxis in Hunterttausenden von Fällen hat jedoch gezeigt, daß dies nicht der Fall ist. Um aber dieser möglichen Gefahr vorzubeugen, muß der über Apotheker vertriebene Thymusextrakt vom Eiweiß möglichst ganz befreit, „gereinigt" sein.

Außerdem gibt es in Apotheken noch Thymus-Dragees verschiedener Hersteller. Sie enthalten gefriergetrocknete Bestandteile der ganzen Drüse. Umstritten ist noch, inwieweit diese Wirkstoffe auch vom Körper aufgenommen werden. Einige Untersuchungen sprechen dafür, daß auch die Einnahme in Drageeform nicht ohne Wirkung ist. Wahrscheinlicher ist aber, daß die Injektionen ungleich wirksamer sind.

Die Thymustherapie hat kaum Nebenwirkungen. An der Einstichstelle können entzündliche oder leichte allergische Reaktionen auftreten. Auch kann es zu einem Anstieg der Körpertemperatur, zu Abgeschlagenheit und gelegentlich zu Schüttelfrost kommen. „In der Regel sind diese Reaktionen ohne Schwierigkeit und ohne Gegenmaßnahmen zu beherrschen", schreibt Dr. *K. H. Caspers* aus Bad Füssing dazu. Schwere Komplikationen sind nicht beobachtet worden.

Die leichten Reaktionen nach der Spritze sind dem Arzt sogar erwünscht. Noch einmal Dr. *Caspers:* „Patienten, bei denen solche Reaktionen erfolgen, sind im allgemeinen besser dran. Sie haben mehr Aussichten, ihre Krankheit zu überwinden. Patienten, bei denen die Reaktion ausbleibt, machen mir meist Sorgen. Bei ihnen ist zu bezweifeln, ob ihr Immunsystem noch zu einer Antwort fähig ist." Der Hamburger Arzt und Thymusforscher Dr. *Günter Neumeyer* drückt es so aus: „In einem ausgebrannten Haus läßt sich kein Feuer mehr entfachen."

Mistel

„Die Mistel kann schon deshalb keine Außenseitertherapie mehr sein, weil sie von so vielen angewendet wird", sagte der Kasseler Radiologe, Professor *Krokowski,* einmal. Aber die weitverbreitete Anwendung ist auch ein Argument für die Gegner: „Wenn die Mistel bei so vielen Kranken angewendet wird, müßte sich die Heilwirkung ja schon lange gezeigt haben", argumentieren sie. Was die Befürworter wiederum zu der Antwort veranlaßt: „Wenn ein Mittel ohne große Propaganda von so vielen Kranken verlangt wird, dann doch nur deshalb, weil sich herumgesprochen hat, daß es hilft." So wogt der Streit seit Jahren. Und ein Grund für die unsichere Beurteilung eines so alten Mittels liegt — so scheint es — an einem Fehler im

System unserer Medizin. Das trifft übrigens für fast alle sogenannten Außenseitermethoden zu:

Der Krebskranke gerät zunächst ganz in die Hände der Klinikärzte. Operation, Bestrahlung und Chemotherapie sind die ersten Maßnahmen, denen er unterworfen wird. Biologische Mittel spielen in diesem Therapiekonzept selten eine Rolle. Und der Kranke, autoritätsgläubig wie er ist, unterwirft sich zunächst ganz diesem System. Der Hausarzt rät ihm dazu, der Facharzt, der Klinikarzt. Sie alle, oder fast alle, denken und handeln in diesen Kategorien. An die „Außenseitermedizin" gerät der Kranke meist erst, wenn die Klinik nicht mehr weiter weiß. Dann wird sie zur letzten Hoffnung. Und dann ist es meist sehr spät. Dann kann auch die alternative Medizin nur noch selten überzeugende Heilerfolge erzielen. Es kommt nur noch zu oft nicht unerheblichen Besserungen im subjektiven Wohlbefinden des Patienten und zu befristeten Lebensverlängerungen. Diese Besserungen, trotz schlechtester Voraussetzungen von einem Arzt oder Heilpraktiker erreicht, sieht der Kliniker meist nicht. So halten sich Vorurteile.

Die weite Verbreitung der Misteltherapie spricht sicher eher dafür, daß „etwas dran ist". Ein Mittel, das gar nichts bewirkt, kann sich nicht über Jahrzehnte behaupten. Andere „Wundermittel" sind sehr schnell wieder vergessen worden. Die weite Verbreitung hat sicher auch damit zu tun, daß die Anwendung verhältnismäßig einfach ist. Viele Kranke spritzen sich das Mittel selbst oder lassen es von den Angehörigen tun. So wird es von Nachbarn, von Freunden (und von Klinikschwestern hinter vorgehaltener Hand) weiterempfohlen.

Rudolf Steiner, der Begründer der Anthroposophie, hat den Extrakt aus Viscum album L schon vor sechs Jahrzehnten in die Krebstherapie eingeführt. Intuitiv meinte er, daß die Schmarotzerpflanze Mistel gegen den Schmarotzer Krebs helfen müßte. Die meisten medizinischen Argumente für die Wirksamkeit wurden erst später aus der Erfahrung gewonnen. Umfangreiche Studien und vergleichende Untersuchungen sind sogar erst in den letzten beiden Jahrzehnten begonnen worden. So liegen beispielsweise in der Lucas-Klinik in Arlesheim bei Basel, einem Zentrum anthroposophischer Heilkunde, Krankenakten von über 8 000 Patienten, die jetzt nach und nach ausgewertet werden.

Wirft man einen Blick auf diese vornehmlich von Dr. *Rita Leroi* und Dr. *Hoffmann* vorgelegten Arbeiten und die darin enthaltenen graphischen Überlebenskurven, so fällt eins sofort ins Auge: Die mit Mistel behandelten Krebskranken lebten im Durchschnitt länger als Kranke, die nur die konventionelle Therapie erhalten hatten, egal, ob es sich nun um Brust-, Lungen-, Darm-, Eierstock-, Magen- oder andere Krebsarten handelt. Die langzeitige Überlebenskurve für die Mistelpatienten liegt fast immer um zehn bis 20 Prozentpunkte höher (siehe Tabelle 3).

Diese Studien sind retrospektiv geführt worden. Man hat zunächst behandelt und dann das eigene Patientengut nach Krebsstadien und Formen aufgeschlüsselt und die Ergebnisse festgestellt. Die Ergebnisse wurden dann mit den Behandlungserfolgen verglichen, die in

Tab. 3: Brustkrebs: Nachbehandlung mit Iscador

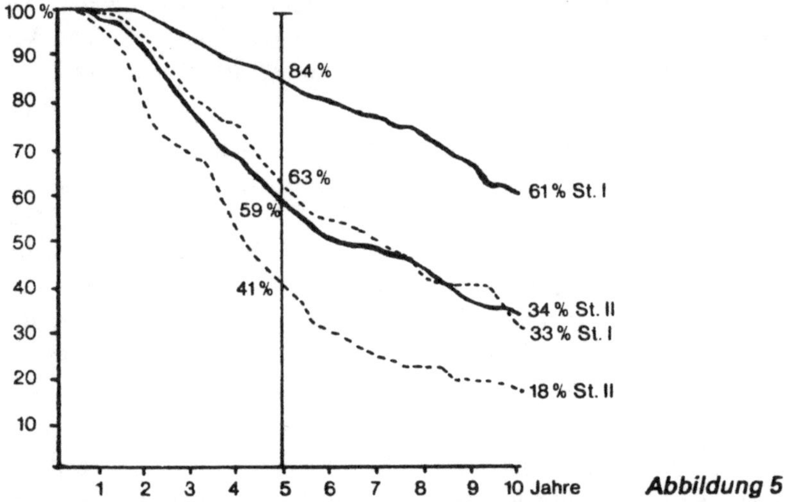

Diese Grafik zeigt die Erfolge, die durch eine Nachbehandlung mit dem Mistelpräparat „Iscador" erzielt werden können: Zehn Jahre nach der Operation lebten von den Frauen, die diese Immunstärkung bekommen hatten, noch fast doppelt soviele, wie von denen, die keine Nachbehandlung bekommen hatten. Bei den Frauen mit dem Brustkrebs-Stadium I waren es 61 % (durchgezogene Linie) zu 33 % (gepunktete Linie). Im Stadium II überlebten 34 % der mit Mistel behandelten Frauen die Zehnjahres-Grenze, aber nur 18 % der nicht damit behandelten Frauen. Für die Studie wurden 547 Fälle ausgewertet. Alle waren operiert worden. Die Nachbehandlung mit Mistel begann sofort nach der Operation. Sie wurde in der Lucasklinik in Arlesheim durchgeführt.
Aus: Zeitschrift für Allgemeinmedizin, Heft 5, 1981.

anderen Kliniken bei den gleichen Krebsformen erzielt wurden, ohne Mistel. Diese Form der statistischen Auswertung von medizinischen Behandlungsergebnissen ist nicht ideal. Sie enthält Fehlerquellen. Darauf ist dann natürlich auch sofort von den Kritikern hingewiesen worden. Bis zu „unglaubwürdig" reichten die Urteile. Da bleibt nur die Gegenfrage: Warum hat sich in all den Jahren nie ein Kliniker gefunden, der eine Studie nach strengen schulmedizinischen Kriterien durchgeführt hat? Nur wenn solche Untersuchungen zu einem negativen Ergebnis geführt hätten, dürfte jemand guten Gewissens sagen: Die Mistel wirkt nicht.

Kaum beachtet und ernstgenommen werden auch Studien aus dem Wiener Ludwig-Boltzmann-Institut. Hier ist die Mistel schon sehr früh in das Behandlungsprogramm bei Krebs mitaufgenommen worden, nach wissenschaftlichen Kriterien.

In der Zeitschrift für Allgemeinmedizin (1981) legte Professor *Georg Salzer* die Ergebnisse von zwei dieser Untersuchungen vor. Er schreibt: „An diesen zwei Beispielen läßt sich zeigen, daß die zusätzliche Mistelbehandlung operierter Karzinome bei Frühfällen (ohne feststellbare Absiedlungen in den Lymphknoten) eine echte Vermehrung der Dauerheilungen bringt, während bei den fortgeschrittenen Stadien eine deutliche Verlängerung der Überlebenszeit festgestellt werden kann. Diese Ergebnisse können als nachträgliche Bestätigung der früheren, offiziell als unglaubwürdig oder sogar als manipuliert abgetanenen Studien dienen."

Die eine der beiden Studien befaßt sich mit der Behandlung von Lungenkrebs. Alle Patienten waren operiert worden. Eine Gruppe der Kranken war nicht mehr nachbehandelt worden, die andere Gruppe bekam nach der Operation langfristig Spritzen mit dem Mistelpräparat Iscador. Das Ergebnis:

- Fünf bis sechs Jahre nach der Operation lebten von den zusätzlich mit Mistel behandelten Patienten noch 66 %, also zwei von drei Kranken. Von den Patienten der Kontrollgruppe (ohne Mistel) lebten nur noch 28,5 %, also nur einer von drei Kranken.

Die zweite Studie befaßte sich mit Patienten, die an einem Magenkrebs litten. Alle befanden sich mindestens im Stadium II der Erkrankung. Es mußte also schon mit dem Vorhandensein von Metastasen gerechnet werden. Wieder waren vor Beginn der Studie zwei Vergleichsgruppen gebildet worden. Nach der bei allen durchgeführten Operation bekam die eine Gruppe eine Nachbehandlung mit einem Zytostatikum, die andere wurde mit Mistelspritzen nachbehandelt. Das Ergebnis:

- Zwei Jahre nach der Operation lebten von den chemisch nachbehandelten Patienten noch 27 %, also kaum ein Drittel, von den biologisch nachbehandelten Kranken lebten noch 44 %.

Auch wenn man Fehler in der Statistik für möglich hält: Diese Zahlen müßten zumindest zu denken geben! Aber es gibt noch mehr Hinweise dafür, daß mit einer zusätzlichen Misteltherapie vielen Kranken geholfen werden könnte:

Der Eierstockkrebs (Ovarial-Ca) gilt als eine Erkrankung mit einer besonders schlechten Prognose. In den meisten Fällen wird er erst entdeckt, wenn sich im Bauchraum und anderswo Metastasen abgesiedelt haben. Operativ ist oft kaum noch etwas zu machen. Zumindest kann der Chirurg selten die gesamte Geschwulst entfernen. Im gemeinnützigen Gemeinschaftskrankenhaus in Herdecke führten Dr. *Hassauer,* Dr. *Gutsch* und Dr. *Burkhardt* eine vergleichende Behandlungs-Studie durch, die sie 1979 veröffentlichten. Das Ergebnis für die Spätstadien III und IV:

- Die Frauen, die man mit Chemotherapie behandelte, überlebten im Durchschnitt 5,2 Monate. Dreimal so lang, nämlich 16,2 Monate im Durchschnitt, war die Überlebenszeit jener Frauen, die nur mit einem Mistelpräparat behandelt worden waren.

Auf der Medizinischen Woche 1983 in Baden-Baden legte Professor *Krause* (Löwenstein) die Ergebnisse einer kontrollierten Studie vor, die sehr deutlich eine Verlängerung der Überlebenszeit und eine Verbesserung der Lebensqualität belegt. 124 Patienten mit Lungenkrebs (nicht kleinzelliges Karzinom) mit den Tumorstadien I bis III waren operiert und dann mit Mistel nachbehandelt worden. Nach fünf Jahren lebten noch 42 Prozent dieser Patienten. In einer Vergleichsgruppe (Operation ohne Nachbehandlung mit Mistel) waren es nur noch 23 Prozent.

Professor *Krause* wies dabei auf ein ethisches Problem solcher Therapie-Studien hin: Nach den strengen Regeln der Medizin sollen sie nicht nur kontrolliert, sondern auch randomisiert sein. Es müssen also zwei nach Zahl, Krankheitsstadium, Alter und Geschlecht vergleichbare Patientengruppen gebildet werden. Die eine Gruppe wird dann nach dem Therapieschema A, die andere nach Schema B behandelt. Von Zeit zu Zeit werden die Ergebnisse verglichen und ausgewertet. Was nun aber, wenn das eine Schema dem anderen schon nach kurzer Zeit überlegen ist? „Kann man es noch verantworten, den Patienten mit der weniger erfolgreichen Therapie die bessere vorzuenthalten — nur um eine sauber durchgeführte Studie zu erhalten?", fragte Professor *Krause*. So hätten sich dann auch einige Ärzte, die an der Studie beteiligt waren, geweigert, ihre Patienten der Vergleichsgruppe ohne die Misteltherapie zu lassen.

In einer anderen Studie, die Dr. *Gutsch* zusammen mit Dr. *Boie* durchführte, verglich er die Behandlungsergebnisse bei Kranken mit einem inoperablen Darmkrebs. Während ein Teil der Patienten überhaupt nicht behandelt wurde (bei Darmkrebs sind Bestrahlungen und Chemotherapie weitgehend unwirksam), erhielten die anderen Patienten das Mistelpräparat Helixor. Das Ergebnis:

- Ein Jahr nach Beginn der Studie lebten noch 44 % der mit Mistel Behandelten, aber nur noch 13 % der anderen Patienten.

Auf einen Begleiteffekt der Misteltherapie macht Dr. *Gutsch* besonders aufmerksam: Auch Patienten mit schweren und schwersten Erkrankungen fühlen sich subjektiv sehr viel besser. 80 Prozent dieser Patienten schätzten ihr Befinden als gut ein, 86 Prozent meinten sogar, ihr Leiden habe sich gebessert. Diese Erfahrung bestätigen alle Ärzte, die Mistelpräparate auch im Endstadium noch anwenden: Unter der Misteltherapie kehrt das Wohlbefinden zurück, Schmerzmittel können eingespart, oft sogar weggelassen werden.

Worauf läßt sich die Wirkung der Mistelextrakte zurückführen? Das untersuchte Professor *Eric Vester* am Max-Planck-Institut für Eiweißforschung in München. Er stellte dabei drei Wirkbereiche fest: Die Thymusdrüse wird stimuliert, die Zahl der T-Lymphozyten erhöht sich, und — das scheint eine wesentliche Wirkung zu sein — die Wirkstoffe der Mistel greifen direkt in das Teilungschaos der

Krebszelle ein. Sie stärken die zelleigenen Reparaturkräfte, schaffen sozusagen wieder Ordnung in der Zelle. Diese Eigenschaft der Mistel könnte sie auch zu einem guten Prophylaxepräparat machen; vor allem auch deshalb, weil Nebenwirkungen nicht zu befürchten sind. Gelegentlich kommt es höchstens zu örtlich begrenzten Hautreaktionen an der Einstichstelle oder zu einem leichten Temperaturanstieg.

Von Dr. *Vester* und anderen konnten in der Mistel auch Stoffe nachgewiesen werden, die direkt zytostatisch wirken, also die Krebszelle unmittelbar schädigen. Im Laborversuch erwiesen sich diese Stoffe sogar um ein Vielfaches wirksamer, als die chemisch hergestellten Zytostatika. Dr. *Caspers* (Bad Füssing) spricht dann auch den Mistelpräparaten „die einmalige Fähigkeit zu, sowohl gezielt gegen Tumorzellen zu wirken, als auch gegen den Tumor gerichtete Abwehrreaktionen des Körpers in Gang zu setzen."

Bei einer Auswertung aller klinischen und praktischen Erfahrungen mit der Misteltherapie kam der Berliner Professor Dr. *J. Hornung* (1982) zu folgender Beurteilung: „Wenn ich die vorliegende Literatur zusammenfasse, so komme ich bei vorsichtiger Einschätzung zu folgendem Ergebnis: Eine Verlängerung der Lebenserwartung durch die Mistel ist mit einem hohen Grad an Wahrscheinlichkeit anzunehmen. Hinzu kommt die immer wieder beschriebene Verbesserung der Lebensqualität der Patienten. Daraus ergibt sich, daß der Misteltherapie große Aufmerksamkeit geschenkt werden sollte."

Zelltherapie

Von den biologischen Mitteln zur Krebsbekämpfung hat die Zelltherapie als erste sozusagen die „Hochschulreife" erlangt. An der Medizinischen Hochschule in Hannover führte Professor Dr. *Karlheinz Renner* seit 1975 klinische Studien mit Zellpräparaten durch. Dabei wurden die Zellen als Zusatztherapie eingesetzt (adjuvante Behandlung). Denn gleichzeitig wurden die Patienten mit den klinisch üblichen Mitteln behandelt, also mit Bestrahlungen oder Chemotherapie. Auch an großen Kliniken in Heidelberg und Nürnberg laufen seit Jahren Behandlungsstudien mit zusätzlicher Gabe von Zellspritzen.

Die Zelltherapie geht auf Professor *Paul Niehans* zurück. Er benutzte noch Frischzellen. Schon bei der Behandlung von Kranken mit anderen schweren Leiden war ihm aufgefallen, daß die Zellen auch eine Wirkung gegen Tumorgewebe zeigten. Aber das waren nur einzelne Beobachtungen, gewonnen an Patienten, die neben anderen Krankheiten auch Krebs hatten. Beobachtet wurde von *Paul Niehans* auch schon, daß von Patienten, die er zur Revitalisierung mit Zellen behandelte, später weniger als sonst üblich an Krebs erkrankten. Eine Umfrage von ihm ergab, daß nur 4,5 Prozent der mehrfach mit Zellen behandelten Patienten an einem Tumorleiden verstarben. Im Bevölkerungsdurchschnitt sind es 21,5 Prozent. „Das war gewiß kein Beweis", sagt Professor *Hermann Hoepke* (Heidelberg) dazu „sondern nur eine klinische Erfahrung. Es fehlten damals Tierversuche und histologische Befunde. Man wußte nicht, wie die Wirkung der Zellen zustande kam."

Die Kenntnisse und diese Beweise liegen heute weitgehend vor. Besonders durch Professor *Kment* wurden für die Zelltherapie auch die wissenschaftlichen Fundamente gelegt. Im Vordergrund standen aber noch lange andere Behandlungsziele, so etwa die von bestimmten inneren Erkrankungen, von Altersleiden und mongoloiden Kindern. Für einen breiteren Einsatz fehlte es auch an geeigneten Präparaten. Denn nicht jeder Arzt konnte sich die Frischzellen selbst zubereiten. Seitdem es jedoch Trockenzellen und Gefrierzellen gibt, kann jeder Therapeut Zellen spritzen. Für die Krebstherapie, zur Abwehrstärkung, wurden außerdem spezielle Präparate geschaffen.

Eines dieser Mittel („Resistocell") wurde seit 1975 von Professor *Renner* bei Frauen mit Brustkrebs eingesetzt. Alle Frauen waren zunächst operiert worden. Die Zellbehandlung begann erst, wenn ein Rückfall eingetreten war. Diese Patientinnen mit Metastasen erhielten dann die übliche Therapie mit Zytostatika. Ungefähr die Hälfte dieser Frauen bekam zusätzlich Zellspritzen. Diese wurden alle zwei oder drei Monate gegeben. Die ganze Behandlung dauerte etwa ein Jahr.

Nach fünf Jahren wurden die Behandlungsergebnisse ausgewertet. Bei allen Vergleichen schnitten die Frauen, die zusätzlich Zellspritzen bekommen hatten, deutlich besser ab. „Beim gesamten Patientengut mit zusätzlicher Immunbehandlung verdoppelte sich die durchschnittliche Überlebenszeit", schreibt Professor *Renner* in der Studie.

Auffallend ist, daß sich nach einem Jahr kaum Unterschiede zwischen den beiden Patientengruppen zeigten. In beiden Gruppen starben etwa gleichviel Frauen. Erst ab dem dritten Jahr nach Beginn der Behandlung zeigte die Immuntherapie ihre Wirkung. Die Todesfälle in dieser Gruppe blieben hinter denen der anderen Gruppe zurück. Auch sonst zeigten sich Unterschiede: So wirkte die Immunbehandlung bei jüngeren Frauen besser als bei älteren. Sie wirkte auch dann besser, wenn die Metastasenbildung örtlich beschränkt geblieben war, wenn sich die Tochtergeschwülste in den brustnahen Lymphknoten gebildet hatten. Dann war die zusätzliche Zelltherapie der alleinigen Chemotherpie deutlich überlegen. Bei Fernmetastasen (im Körper, in den Knochen), blieben die Therapieerfolge ziemlich gleich.

Kritisch ist zu dieser Studie vielleicht anzumerken, daß die Immuntherapie erst begonnen wurde, nachdem Rückfälle aufgetreten waren. Nach allen theoretischen Überlegungen, die insbesondere auch von Professor *Renner* selbst stammen, verliert die Immuntherapie viel an Wirkung, wenn die Zahl der Tumorzellen eine gewisse Grenze überstiegen hat. Diese Grenze ist aber mit ziemlicher Sicherheit erreicht, wenn Metastasen klinisch festgestellt werden können. Wenn die Zelltherapie gleich nach der Operation begonnen hätte, noch bevor Metastasen da waren beziehungweise eine kritische Größe erreicht hatten, wären die Behandlungsergebnisse vermutlich sehr viel besser ausgefallen.

Ähnlich gute Erfolge wie in Hannover wurden mit zusätzlicher Zelltherapie an den Krankenanstalten in Nürnberg erzielt. Auch hier wurden Frauen mit fortgeschrittenem Brustkrebs damit behandelt. Auch hier zeigte sich, daß die Immunstimulierung mit Zellen erst nach längerer Zeit deutlich sichtbare Erfolge bringt. Als weitere Effekte der Zellspritzen vermerkte Dozent Dr. *Renner* (ein Bruder von Prof. *Renner*), daß die Chemotherapie unter der begleitenden Zellbehandlung besser als sonst vertragen wurde, und daß es den so behandelten Patienten auch subjektiv besser ging.

An der Strahlenklinik Janker in Bonn wurden von Dr. *Blumenberg* 21 Patienten behandelt, deren Leiden soweit fortgeschritten war, daß keine Hoffnung auf Heilung mehr bestand. Selbst in diesen Fällen ließen sich noch deutlich meßbare Besserungen erreichen. Das Blutbild normalisierte sich und die Zahl der Abwehrzellen, der Lymphozyten nahm zu. Dazu bemerkt der Arzt: „Durch intensive Bestrahlung oder Chemotherapie werden die Abwehrkräfte der Patienten oft so geschädigt, daß eine völlige Erschöpfung des Immunsystems eintritt. Dann ist meist jede weitere Therapie zwecklos. Die Zellspritzen führen jedoch meist zu einer schnellen Erholung des Abwehrsystems." Die Zelltherapie ist nach seiner Meinung anderen, in den Kliniken oft noch benutzten Abwehrstärkern wie BCG und Levamisol, überlegen. „Vielleicht stehen wir am Beginn neuer therapeutischer Möglichkeiten in der Krebsbehandlung", sagt der Arzt zusammenfassend.

Auf eine Beobachtung, die von verschiedenen Zelltherapeuten gemacht wurde, und auf die Dozent Dr. *Renner* (Nürnberg) ausdrücklich hinweist, muß noch näher eingegangen werden: Bei Anwendung der Zelltherapie gibt es unerklärliche „Ausreißer". So werden Fälle bezeichnet, die nicht in die Statistik passen, die sich außergewöhnlich verhalten. Dr. Renner nennt seine Fälle die „Langzeitüberleber". Es sind fünf Frauen, die ihr fortgeschrittenes Leiden sehr viel länger als erwartet überlebten. Erfahrene Krebsärzte wissen ja ungefähr, was von einer bestimmten Therapie zu erhoffen ist. Bei fortgeschrittenen Erkrankungsstadien ist das nicht viel; jedenfalls bei allein konventionellen Methoden der Behandlung. Da sterben Jahr für Jahr immer mehr Patienten aus der Gruppe heraus. Kaum einer erreicht die Frist von fünf Jahren Überlebenszeit, die als Heilung angesehen werden könnte. Als Erfolg gilt dann schon, wenn man mit einer bestimmten Therapie mehr Patienten als mit einer anderen Therapie in das zweite, dritte oder gar vierte Überlebensjahr bringen kann. Die Kliniker, an solche Absterbekurven gewöhnt, waren nun überrascht, daß einige Patienten viel länger als erwartet überlebten.

Hätten sie mehr Erfahrungen mit der Immuntherapie, hätte sie das vielleicht nicht so überrascht. Denn ähnliche Beobachtungen haben Immuntherapeuten schon früher gemacht. Dr. *Issels*, Dr. *Windstosser* und andere, die sich schon seit den fünfziger Jahren mit immunbiologischen Mitteln um Krebskranke bemühen, können viele solcher Fälle aufzählen. Das sind die Heilberichte, die ihnen kaum jemand geglaubt hat, bei denen man von falschen Diagnosen sprach („es war ja gar kein Krebs"), oder die man auf die so seltenen Spontanheilungen zurückführte. So berichtet Professor *Zabel* von mehreren Patienten, von deren „Heilung" er selbst überrascht war. Er hatte ebenfalls Patienten mit weit fortgeschrittenem Leiden mit Zellspritzen behandelt. Er hoffte, eine Verbesserung des Befindens zu erreichen und allenfalls eine kurzfristige Verlängerung des Lebens. Und doch gab es immer wieder Kranke, die ihrer Krankheit unerwartet Jahre lang trotzten. Da war beispielsweise eine Frau, die eigentlich hoffnungslos an Brustkrebs erkrankt war. Ein paar Monate hatten ihr die Ärzte gegeben. Doch sie lebte nach zwölf (!) Jahren noch. Sie erlitt zwar einige Rückfälle, es bildeten sich neue Metastasen. Doch mit Zellspritzen konnten diese Verschlechterungen immer wieder überwunden werden.

Es gibt bei Krebs sogenannte Spontanheilungen, Heilungen, für die es keine Erklärung gibt oder gab, solange der Zusammenhang zwischen Krebsgeschehen und Immunsystem geleugnet wurde. Diese „Spontanheilungen" sind jedoch äußerst selten, jedenfalls in der medizinischen Literatur. Für Immuntherapeuten sind sie durchaus nicht so rar. Sie wissen auch warum. So ließe es sich sagen: Immuntherapie erhöht die Zahl der Spontanheilungen.

Über die Wirkungsweise der Zellextrakte ist heute eine ganze Menge bekannt. Professor *Kment* konnte nachweisen, daß eingespritzte Magenzellen tatsächlich zum kranken Magen wandern und ihm helfen, sich zu regenerieren. Das gilt auch für Herz- oder Nierenzellen. So kann die Zelltherapie mit ihren verschiedenen Organzellen einmal als Basistherapie eingesetzt werden, zur Ausheilung von Krankheiten, die neben dem Krebsleiden bestehen oder zu einer allgemeinen Revitalisierung des Patienten. Zellen der Milz, des Darms, des Knochenmarks, also jener Organe, die an der Funktion des Immunsystems beteiligt sind, können bereits direkt zur Stärkung der menschlichen Immunorgane eingesetzt werden. Das gilt auch für bestimmte Gehirn- oder Drüsenaufbereitungen.

Die Hersteller haben jedoch auch Präparate zur gezielten Aktivierung des Immunsystems entwickelt. Sie enthalten Gewebe aus der Nabelschnur und dem Mesenchym (embryonales Bindegewebe). Nach Untersuchungen von Professor Dr. *Albert Landsberger* vom

Anatomischen Institut der Universität Heidelberg haben diese Präparate eine anregende Wirkung auf die T- und B-Lymphozyten, die bei der Krebsabwehr eine entscheidende Rolle spielen. Professor *Wacker* in Frankfurt fand, daß durch die Zellspritzen die körpereigene Produktion von Interferon stark erhöht wurde.

Während für die Therapie mit Organzellen gilt, daß sie nur einmal jährlich angewendet werden sollen, können die speziellen Zellpräparate zur Abwehrstärkung im Abstand von 14 Tagen gegeben werden. Das Zellmaterial wird aus den Feten von Schafen oder Kälbern gewonnen. Frischzellen, die der Arzt selbst herstellt, gelangen, außer in einigen Sanatorien, kaum noch zur Anwendung. Die Trocken- oder Gefrierzellen („Resistocell" bzw. „Resomill") haben sich in der täglichen Praxis durchgesetzt. Alle wissenschaftlichen Untersuchungen wurden auch mit diesen Präparaten gemacht.

Schwere Nebenwirkungen sind in den letzten Jahrzehnten nicht beobachtet worden. Es kann zu örtlichen Reaktionen an der Einstichstelle kommen, in einigen Fällen auch zu leichten, beherrschbaren allergischen Erscheinungen.

Sauerstoff-Mehrschritt-Immun-Stimulation

Sauerstoff gilt als das Lebenselement schlechthin. Jeder Mensch kann wochenlang hungern, er kann wenige Tage ohne Flüssigkeit auskommen, ohne Sauerstoff aber überlebt er nur fünf Minuten. Die Zellen brauchen Sauerstoff nötiger als das tägliche Brot. Schon vor Jahren schockierte, belustigte oder interessierte Dr. *van Aaken* Kollegen und Laien mit der Schlagzeile: „Dauerlauf besiegt den Krebs." Der Arzt, selbst ein Langstreckenläufer und trotz einer schweren Verletzung (Beinamputation) bis zu seinem Tod aktiv, will bei Läufern festgestellt haben, daß sie seltener als andere an Krebs erkranken. Den Grund hierfür sieht er in der besseren Sauerstoffaufnahme durch die höhere Atemfrequenz und die bessere Durchblutung.

Ernster genommen wurden solche Überlegungen, als in Dresden der schon durch seine Krebs-Mehrschritt-Therapie bekannt gewordene Professor *Manfred von Ardenne* daranging, sich auch rein meßtechnisch mit der Aufnahme von Sauerstoff und seiner Verwertung im Körper zu befassen. Er konnte dann tatsächlich nachweisen, daß die Sauerstoffversorgung der Gewebe und Zellen mit dem Alter stark nachläßt. Bei einem 60jährigen liegt sie um 20 oder 30 Prozent niedriger als bei einem jungen Menschen. Er konnte ferner nachweisen, daß zwischen der Sauerstoffversorgung und der Leistungsfähigkeit des Immunsystems Wechselwirkungen bestehen. „Wahrscheinlich liegt in diesem Zusammenhang einer der Gründe für die erhöhte Krebsanfälligkeit im Alter", schreibt dazu Dr. *Caspers.* Interessant sind in diesem Zusammenhang auch Meßergebnisse, wonach der Sauerstoff-Partial-Druck im Blut (je höher, desto besser) durch Streß, durch Infektionen, aber auch durch Operationen und andere Behandlungsmaßnahmen stark herabgesetzt wird. Die Abfallkurven von Sauerstoffdruck und Immunleistung verlaufen fast parallel.

Ein direkter Zusammenhang zwischen Abwehrleistung und Sauerstoffdruck könnte 1980 im Max-Planck-Institut für Immunbiologie entdeckt worden sein. Dort fand eine Arbeitsgruppe mit den Professoren *Westphal, Fischer* und *Staudinger* heraus, daß die Freßzellen (Phagozyten) sogenannte Peroxide (Sauerstoffradikale) brauchen, um Krankheitserreger und Krebszellen „fressen" zu können. Ein Lieferant von Peroxiden ist reiner Sauerstoff.

Aus dieser Erkenntnis heraus entwickelte Professor *von Ardenne* die Sauerstoff-Mehrschritt-Therapie. Sie sieht so aus: Zunächst bekommt der Patient Medikamente, die die Aufnahme von Sauerstoff verbessern und die Durchblutung erhöhen sollen. Dann atmet er zwei Stunden lang durch eine Nasensonde zusätzlich Sauerstoff ein. Der normalen Atemluft wird dabei durch eine Nasensonde Sauerstoff hinzugefügt. Danach soll der Patient sich möglichst viel bewegen, am besten „dauerlaufen", wie es schon *van Aaken* vorschlug. Inzwischen konnte von mehreren Ärzten nachgewiesen werden, daß die Sauerstoffkur aus der Flasche mindestens ebenso wirksam ist wie das tägliche Jogging. Eine Kur, die normalerweise drei Wochen dauert, kann den Sauerstoff-Partialdruck für etwa ein Jahr erheblich anheben. Es konnte auch nachgewiesen werden, daß die Zahl der Lymphozyten in dem Maße zunimmt, wie der Sauerstoffdruck ansteigt.

Professor *von Ardenne* sieht in der Zunahme der Abwehrzellen einen bedeutenden Beitrag zu jeder Art von Immuntherapie. Unser Immunsystem, so meint er, ist in der Hauptsache davon in Anspruch genommen, die alltäglichen „Aufräumarbeiten“ zu leisten, also abgestorbene Körperzellen zu beseitigen und ständig eindringende Viren und Bakterien zu fressen (phagozytieren). Bei einem Krebskranken erhöht sich diese Aufräumarbeit besonders stark. Denn in den relativ schlecht durchbluteten Tumoren sterben ständig viele Zellen ab und belasten den Organismus mit Schlacken und Toxinen. Diese Reste zu beseitigen, kann das Abwehrsystem manchmal schon voll auslasten. Für die eigentliche Krebsabwehr stehen dann nur noch wenige Abwehrkörper zu Verfügung. Insofern käme jede Stärkung des Abwehrsystems, jede damit verbundende Erhöhung der Zahl der Abwehrkörper, direkt der eigentlichen Krebsabwehr zugute.

Um die Sauerstoff-Mehrschritt-Therapie noch wirksamer gegen Krebs einzusetzen, ist sie zur Sauerstoff-Mehrschritt-Immun-Stimulation ausgeweitet worden. Sie wird in solchen Fällen mit der Gabe von direkten Immunstärkern, wie Thymus oder Zellen kombiniert. Um die Wirksamkeit zu prüfen, wurde von Professor *von Ardenne* eine Pilotstudie durchgeführt. Zwölf Krebspatienten wurden auf die beschriebene Weise behandelt. Die Ergebnisse, so der Professor, „zeigten, daß zum Beispiel Krebsgewebe mit Zellzahlen von einigen Milliarden innerhalb weniger Wochen verschwinden können.“ Das wäre, ließe es sich in breiter angelegten Versuchen bestätigen, geradezu sensationell. Denn bisherige, optimistische Schätzungen gehen dahin, daß unser Immunsystem alleine nur in der Lage ist, Geschwülste von höchstens einigen Millionen Tumorzellen zu beseitigen.

Eine andere Form der Sauerstoff-Therapie gibt es schon sehr viel länger: Die Hämatogene Oxidationstherapie, kurz HOT genannt. Dabei wird dem Patienten etwa ein ¼ Liter Blut aus der Armvene entnommen, außerhalb des Körpers mit Ozon, einem radikalen Sauerstoff (O_3) durchmischt oder mit UVC-Licht bestrahlt und dann in den Körper zurückgeleitet. Ozon aber scheint ein starkes Krebsgift zu sein. In der Zeitschrift „Diagnostik“ hieß es (1980) dazu: „Das Wachstum menschlicher Krebszellen aus Lunge, Brust oder Gebärmutter läßt sich in vitro (im Laborversuch) durch O_3 deutlich vermindern.“

Die HOT wird von vielen Ärzten schon lange zur Nachbehandlung von Krebskranken eingesetzt. Darüber gibt es eine Reihe von gut belegten Erfahrungsberichten. Dr. *Caspers* schlug nun vor, die

Ozon- oder HOT-Therapie mit der Sauerstofftherapie zu kombinieren, also beide Formen von Sauerstoff-Therapie zusammen anzuwenden und dadurch ihre Wirksamkeit noch zu erhöhen. Diese dreifache Therapie mit Sauerstoff, Ozon und Thymus sollte schon in der Vorbereitungsphase jeder Krebstherapie eingesetzt werden. Dr. *Caspers:* „Denn jede Maßnahme, die der Schwächung des Immunsystems vor und durch einen chirurgischen Eingriff vorbeugt, muß hoch willkommen sein.“ Auch in der Nachbehandlung könnte diese Heilmaßnahme am Anfang der weiteren Immuntherapie stehen. Denn die Wirkung der Sauerstoff-Immunstimulation im Mehrschrittverfahren (plus Thymus und Ozon) reicht nach Prof. *von Ardenne* weit „in den therapeutischen Bereich hinein“.

Regeln für die Immunstärkung

Thymus, Zellen, Mistel und ihre Kombination mit der Sauerstofftherapie sind die wohl am häufigsten angewendeten Mittel zur Immunstimulation. Es gibt für die Behandlung einige wichtige Grundsätze. Sie gelten im Prinzip für alle diese genannten Mittel. Sie ergeben sich aus den vorliegenden klinischen Studien und aus den Erfahrungen der Ärzte, die sie schon seit Jahren anwenden:

- Immunstärker müssen möglichst frühzeitig angewendet werden. In der Regel liegt dieser Zeitpunkt sofort nach Abschluß der Erstbehandlung in der Klinik, also nach der Operation. Werden anschließend Therapien mit chemischen Mitteln oder Bestrahlungen nötig, sollten die Injektionen dann bereits während der Intervalle (Pausen) der Chemo- oder Strahlentherapie gegeben werden. Da machen jedoch noch viel zu wenige Klinikärzte mit.
- Bei der Behandlung von Rückfällen, etwa wenn Metastasen aufgetreten sind, scheint eine Kombinations-Therapie die besten Möglichkeiten zu bieten. Das heißt: Chemo-, Strahlen- oder Hormon-Behandlung plus gleichzeitige Immunstärkung.
- Immer häufiger hört man von Immuntherapeuten die Forderung, diese Mittel bereits vor der Erstbehandlung einzusetzen. In der Praxis sähe das so aus: Wenn der Verdacht auf einen Tumor gestellt wird, wenn etwa beim Abtasten der Brust ein Knoten

gefühlt wird, oder wenn der Test auf Blut im Stuhl positiv ausfällt, sollte sofort eine Immunstärkung begonnen werden. In der Zwischenzeit könnten die erforderlichen Untersuchungen vorgenommen werden. Die notwendige Operation (oder jede andere Behandlung) würde dadurch nicht unverantwortlich lange hinausgezögert werden. Bei einem Krebs, der acht oder zehn Jahre bis zur Entdeckung gewachsen ist, spielen zwei oder drei Wochen weiteren Wachstums sicher keine entscheidende Rolle mehr. Der Patient geht dann aber mit einem frisch gestärkten Immunsystem in die Strapazen der folgenden Behandlung.

- Alle drei Mittel müssen langfristig eingesetzt werden. Die Behandlung muß jahrelang fortgeführt werden, auch wenn klinische Anzeichen für den Krebs nicht mehr vorhanden sind. In vielen Berichten taucht nämlich der Hinweis auf, daß Patienten, die diese Mittel zu früh absetzten, bald einen Rückfall erlitten. Denn oft werden Krebsknoten durch diese Mittel vermutlich nur in Schach gehalten, am weiteren Wachstum gehindert. Fällt dann der Immunschutz fort, beginnt die Geschwulst sofort wieder zu wuchern. Das Absetzen der Mittel soll nicht plötzlich geschehen. Besser scheint es zu sein, sich langsam auszuschleichen, also die Dosis langsam zu verringern oder die Zeitabstände der Behandlung zu verlängern.

- Alle drei Mittel haben zwar in der Wirkung Gemeinsamkeiten, sie greifen aber auch an verschiedenen Punkten des Abwehrsystems an. Viele Ärzte sind deshalb schon dazu übergegangen, jeweils zwei der Mittel zu kombinieren. Besonders in schweren Fällen scheint das angeraten. Sichere Aussagen über die beste Kombination gibt es nicht, doch am häufigsten werden wohl Mistel und Zellen oder Mistel und Thymus miteinander oder abwechselnd angewandt. Über weitere Zusatztherapien zur Immuntherapie finden Sie mehr in den folgenden Kapiteln.

- Alle drei Mittel haben gemeinsam, daß sie auch im Spät- oder Endstadium der Erkrankung noch helfen können. Dann vermögen sie zwar nicht mehr das Fortschreiten des Turmorleidens wesentlich zu beeinflussen, aber sie erleichtern es dem Kranken, sein Leiden zu ertragen.

- Gravierende Nebenwirkungen sind bei keinem der drei Mittel beobachtet worden. Sie können meist ohne Bedenken neben anderen notwendigen Medikamenten eingesetzt werden.
- Alle drei Mittel sind keine Krebsheilmittel, wenn man unter einem Heilmittel versteht, daß es allein in der Lage ist, eine Krankheit zu heilen. Bis auf Ausnahmefälle sind alle bekannten Immunmittel dazu nicht in der Lage — zumindest dann nicht, wenn die Geschwulst eine bestimmte Größe überschritten hat (siehe Kapitel: Grenzen der Immunstärkung). Die Immunstärker sind im Prinzip Zusatzmittel, die vor, während oder nach der klinischen Behandlung eingesetzt werden, zur Verstärkung der klinischen Therapie und zur Sicherung ihres Erfolges.

Grenzen der Immunstärkung

Für jede bisher bekannte Art von Immuntherapie scheint es eine Grenze der Wirksamkeit zu geben. Sie liegt in der Zahl der Tumorzellen. Geschwülste, die eine gewisse Größe überschritten haben, scheinen, jedenfalls in den meisten Fällen, durch das körpereigene Abwehrsystem nicht mehr angreifbar zu sein.

Bei Infektionskrankheiten ist die Situation ja ähnlich. Wir werden Tag und Nacht von Bakterien oder Viren heimgesucht. Normalerweise werden sie vom Abwehrsystem sofort beseitigt. Wir merken es gar nicht. Werden wir aber von einer größeren Zahl von Erregern überfallen, gerät das Abwehrsystem schon in Schwierigkeiten. Es kommt zu teilweise heftigen Krankheitserscheinungen; tage- und wochenlang kämpfen die Abwehrkörper gegen die Erreger. Und bevor es Antibiotika oder Impfungen gab, blieben oftmals die Erreger die Sieger. Dann war die Masse der abzuwehrenden Krankheitskeime einfach zu groß. Oder das Abwehrsystem war durch irgendwelche Umstände geschwächt.

Nun könnte man sagen: Bei einer Infektion treten die Erreger plötzlich, unerwartet und manchmal sofort in großer Zahl auf. Eine Krebsgeschwulst aber wächst langsam heran. Über die Gründe, warum das Abwehrsystem in diesen Anfangsstadien versagen kann, ist schon gesprochen worden. Auch kann die „Immunschranke“ von

Mensch zu Mensch unterschiedlich hoch sein. Bei abwehrgeschwächten Personen liegt sie sehr niedrig, vielleicht bei einigen hundert oder tausend Krebszellen. Aber wo liegt sie beim abwehrgesunden Menschen?

Professor *Renner* aus Hannover, Professor *Wrba* in Wien oder Professor *Krokowski* in Kassel haben versucht, dies abzuschätzen. Denn mehr als grobe Schätzungen sind noch nicht möglich. Zu einer sehr niedrigen Zahl kam Professor *Renner.* Für ihn kann das Abwehrsystem bestenfalls tausend bis zehntausend Krebszellen aus eigener Kraft vernichten. Andere Forscher ziehen die Abwehrgrenze bei 100 000 oder einigen Millionen Zellen. Diese Grenze scheint auch durch den Einsatz von Immunstärkern nicht wesentlich verschoben werden zu können. In Einzelfällen wollen Forscher allerdings beobachtet haben, daß Tumoren im Größenbereich von mehreren Zentimetern zum Verschwinden gebracht werden konnten. Doch das sind bisher Ausnahmen. Wir müssen wohl davon ausgehen, daß es eine natürliche Grenze für die Immunstärkung gibt.

Zehntausend Zellen, Hunderttausend, eine Million gar, das klingt nach großen Mengen. Beim Krebsgeschehen aber ist es sehr wenig. Nach zehn Tumorverdoppelungen, je nach Wachstumsgeschwindigkeit in 200 oder 3 000 Tagen, hat der Tumor etwa einen Millimeter Größe erreicht und längst die Zahl von tausend Zellen überschritten. Weder der Betroffene, noch ein Arzt können in diesem Stadium eine Krebsgeschwulst bemerken oder aufspüren. Nach weiteren zehn Verdoppelungen hat die Zahl der Zellen die Millionengrenze überschritten. Und erst nach einigen weiteren Verdoppelungen ist der Tumor zu einer Größe herangewachsen, bei der er in günstigen Fällen entdeckt werden kann. Dann ist ein Knoten von etwa einem Zentimeter Durchmesser daraus geworden. Auch nach den großzügigsten Schätzungen wäre der Tumor dann schon nicht mehr durch das Immunsystem allein zu besiegen. Wenn Krebs diagnostiziert wird, ist er dem Abwehrsystem fast immer schon „über den Kopf gewachsen". Nach weiteren zehn Verdoppelungen wiegt er dann schon etwa ein Kilo.

Tausend Krebszellen, ein winziges — kaum sichtbares Kügelchen — sind auch nötig, damit eine Metastase anwachsen kann. Vermutlich streuen schon sehr kleine Geschwülste dauernd einzelne Zellen ins Blut oder in die Lymphe. Meist werden diese aber unschädlich gemacht und ausgeschwemmt, bevor sie sich irgendwo festsetzen können. Wenn sich aber so ein Klümpchen von tausend Zellen vom Haupttumor ablöst, dann bleibt es leicht in einer engen Ader oder in einem Lymphknoten hängen. Wie ein Ei, das sich in die Gebärmutter einnistet, schiebt die Metastase Fasern in das umliegende Gewebe vor. Einmal, um sich anzuklammern, vor allem aber, um vom Körper versorgt zu werden. Auch ein Tumor braucht Anschluß an den Blutstrom. Der Vergleich mit einem sich einnistenden Embryo ist also nicht so abwegig, wie es auf den ersten Blick aussieht. Und die Tumorzellen erzeugen auch einen Stoff, der sonst in dieser Menge nur im Blut von Schwangeren gefunden wird, das CEA (Cancero-

Tab. 4: Tumorwachstum und Abwehrsystem

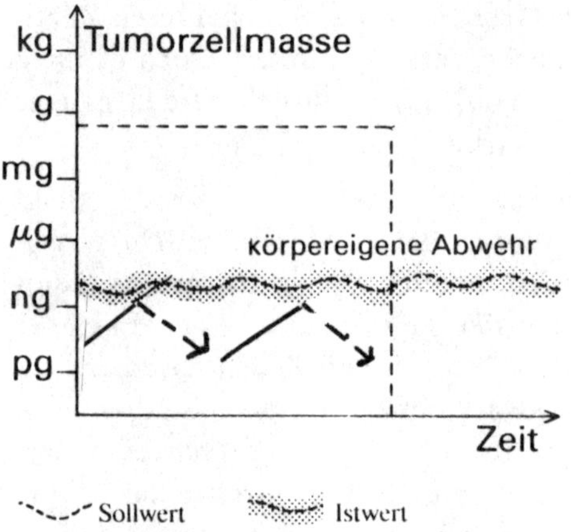

1. Ein gesunder Ogranismus wehrt Krebszellen ab. Die gestrichelte, gewellte Linie gibt die Stärke des Abwehrsystems an. Krebszellen (untere abgeknickte Linien) bilden sich, werden aber vom Immunsystem abgewehrt. Die linke senkrechte Linie gibt die Größe des Tumors an, von piccogramm bis Gramm und Kilogramm.

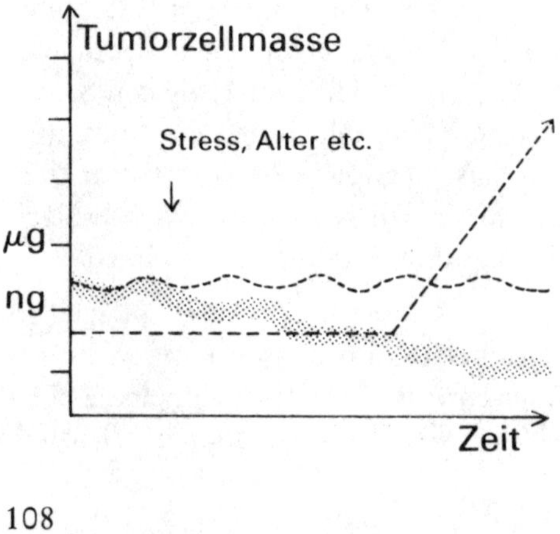

2. Durch Streß, Alter und andere Faktoren wird das Immunsystem geschwächt (absinkende graue Wellenlinie). Ein Tumor kann die jetzt niedrige Grenze durchbrechen und sein zerstörendes Wachstum fast ungehindert fortsetzen.

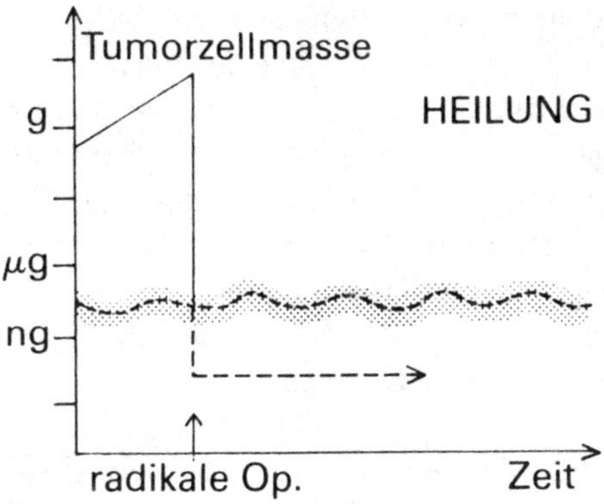

3. Beispiel für eine Krebsheilung durch Operation. Die zunächst große Tumormasse wird so verkleinert, daß das Abwehrsystem mit den eventuell verbliebenen Krebszellen alleine fertig wird.

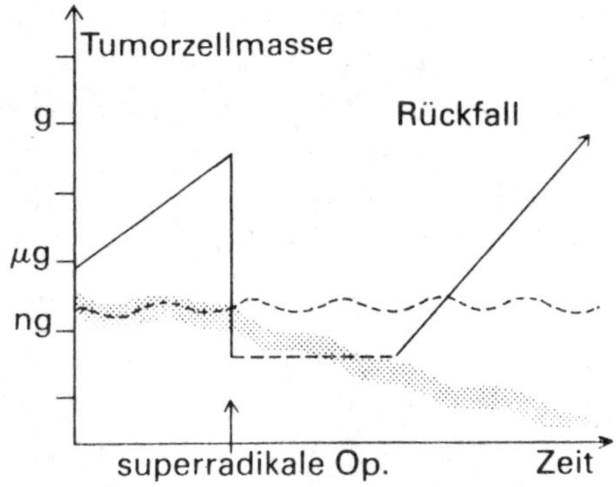

4. Beispiel für einen Rückfall. Die Tumormasse ist zunächst durch die Behandlung so verkleinert worden, daß das Abwehrsystem mit dem Rest fertig wurde. Dann ist das Immunsystem geschwächt worden und der Tumor gewann wieder die Oberhand. Solche Schwächungen können durch Chemotherapie oder Bestrahlung erfolgen, aber auch durch psychische Belastung. Sie könnte durch eine Immunstärkung verhindert werden.

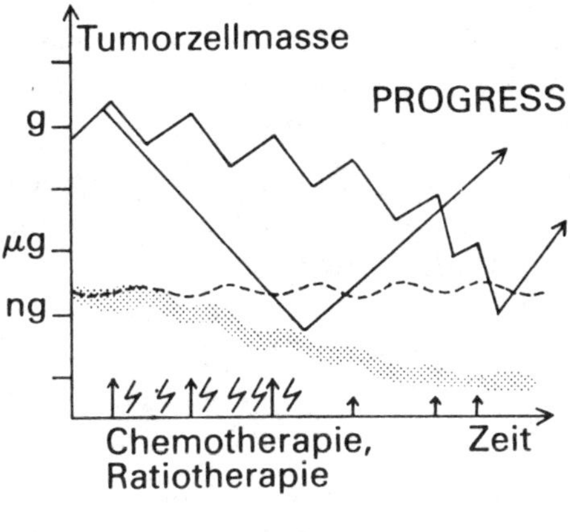

5. Die Therapie mit Zytostatika und Strahlen schwächt die Abwehrlinie. Zwar werden große Teile der Geschwulst zerstört. Da jedoch gleichzeitig die Abwehrleistung absinkt, bleibt der Krebs Sieger.

Quelle: Gedenkschrift zum 100. Geburtstag von Prof. Paul Niehans, Academie Paul Niehans, Ch 1814 Burier/Montreux

Embryonales-Antigen). Bei manchen Krebsarten ist diese Substanz ein verläßliches Anzeichen für ein Tumorgeschehen im Körper. Ein entsprechender Test dient der Früherkennung oder er wird zum Messen des Behandlungserfolges genutzt. In der labilen Phase der „Anschlußsuche" ist eine Metastase aber auch besonders anfällig gegenüber Angriffen des Abwehrsystems. Das spricht dafür, kurz nach Operationen oder anderen Manipulationen am Tumor eine Abwehrstärkung durchzuführen. Tausend Zellen wären noch angreifbar, zehntausend vielleicht schon nicht mehr.

Wenn Sie sich die Zeichnungen ansehen, die der Arbeit von Professor *Renner* entnommen wurden, wird deutlich, wie entscheidend wichtig es ist, die Abwehrschranke immer hoch zu halten und dort zu stabilisieren. Ob nun die Grenze, bis zu der die Abwehrkörper noch etwas gegen den Tumor ausrichten können, bei tausend oder zehn Millionen Zellen liegt, das Verhältnis zwischen Tumorgröße und Abwehrfront ist mit ausschlaggebend für das weitere Schicksal des Kranken. Zwei Konsequenzen scheinen von großer Bedeutung.

- Die Diagnose Krebs mit all ihrer psychischen Belastung (Streß), die folgenden Untersuchungen und Behandlungen (Operation, Chemotherapie, Bestrahlung) — das alles sind Faktoren, die die Abwehrfront belasten. Die Grenze wird nach unten gedrückt, manchmal sicher bis an den Null-Punkt. Diese Abwehrschwächung kann Wochen, meist aber wohl Monate dauern. In dieser Schwächeperiode liegt der verhängnisvolle Keim für neues Tumorwachstum. Besonders für Metastasen besteht jetzt die Möglichkeit, sich ungehindert anzusiedeln und zu wachsen.
- Da der Tumor bei der Diagnose meist schon über die körpereigene Abwehrkraft hinausgewachsen ist, kann auf die Operation, vielfach auch auf Bestrahlungen oder Chemotherapie nicht verzichtet werden. Nur diese Behandlungsmethoden sind schnell genug in der Lage, die Tumormasse so zu verkleinern, daß sie wieder vom Abwehrsystem beherrscht und im günstigen Fall beseitigt werden kann.

So wird auch erklärbar, warum die Immuntherapie ihre volle Wirkung erst zwei bis drei Jahre nach Beginn der Behandlung erreicht. Wenn es beim ersten Einsatz aller klinischen Behandlungsmöglichkeiten nicht gelingt, den Tumor so zu verkleinern, daß die Abwehrfront wieder höher liegt, kann sein Wachstum nur vorübergehend gestoppt werden. Er wuchert bald weiter. Das führt dazu, daß im ersten und zweiten Jahr nach der Erstbehandlung die meisten Krebspatienten einen Rückfall erleiden. Vom dritten Überlebensjahr an aber wird die „Sterbekurve“ zusehends flacher. Immer weniger sterben jetzt noch an ihrem Leiden. In den Fällen, in denen von Anfang an eine zusätzliche Immunstärkung betrieben wurde, wird das besonders deutlich. Die gestärkte Abwehr konnte den Rest der Krebszellen beseitigen und das Anwachsen von Tochtergeschwülsten verhindern.

Das sind hoffnungsvolle Erfahrungen: In der immunbiologischen Nachbehandlung könnte die Chance liegen, zumindest bei einigen häufigen Krebsarten, die Heilungserfolge zu verdoppeln. Der Brustkrebs wäre dafür ein Beispiel. Bisher ist es so: Ein gutes Drittel der Patientinnen kann durch die Operation geheilt werden, zwei Drittel erleiden einen Rückfall. Dieser tritt im Durchschnitt innerhalb von zwei Jahren auf. Das bedeutet also, daß von den verbliebenen zwei Dritteln der Patientinnen etwa die Hälfte in den ersten zwei Jahren, die andere später von einem Rezidiv betroffen werden. Die frühzeitigen Rückfälle (vor der Zwei-Jahres-Frist) werden sich wenig beeinflussen lassen. Es muß angenommen werden, daß dann schon zum Zeitpunkt der Erstbehandlung größere Metastasen bestanden und die Selbstheilungskräfte gering waren. Die späteren Rückfälle aber müßten durch rechtzeitige immunbiologische Maßnahmen weitgehend verhindert werden können. Dann könnten insgesamt zwei Drittel der Erkrankten auf Heilung hoffen, doppelt soviel wie jetzt noch!

Hoffnungsvolle Versuche

Über zwei immunbiologische Behandlungsverfahren muß hier noch berichtet werden, die Impfung und die Krebs-Mehr-Schritt-Therapie. Während Thymus, Zellen und Mistel bereits jetzt jedem Kranken zur Verfügung stehen, befinden sich diese beiden Heilverfahren noch im Versuchsstadium. Sie werden erst in wenigen Kliniken oder von einzelnen Therapeuten angewendet. Es spricht jedoch vieles dafür, daß sie bald eine große Bedeutung erlangen. Bei diesen Therapien könnte es nämlich möglich sein, auf einen Teil der konventionellen, aggressiven Behandlungen zu verzichten. Sie könnten vielleicht bald Operationen, Chemotherapie oder Bestrahlungen wenigstens teilweise überflüssig machen. Die bisher vorgestellten Immuntherapien werden weitgehend immer Zusatztherapie bleiben. Sie erhöhen die Heilungschancen, aber bei ausgedehnten Erkrankungen ist ihre Wirkung zu schwach. Die beiden in der Entwicklung befindlichen Therapien greifen jedoch direkter und massiver in das Tumorgeschehen ein. Sie könnten dem Ziel jeder Behandlung nahe kommen: Zu heilen ohne zu schaden.

Tumorimpfung

Seit über die Immuntherapie diskutiert wird, fasziniert ein Gedanke die Forscher besonders: Wenn es gelingt, Masern oder Diphtherie mit vorbeugenden Impfungen zu besiegen, warum sollte das nicht auch bei Krebs möglich sein? Theoretisch zumindest müßte es Impfstoffe gegen Krebs geben. Gesucht wird danach in vielen Labors. Zwei Wege sind dabei möglich, wobei der zweite Weg erst jetzt durch die sogenannte Gentechnik gangbar wird.

Die eine gesuchte Möglichkeit der Tumorbekämpfung durch Impfstoffe lehnt sich an gebräuchliche Methoden an. Um gegen Masern zu immunisieren, werden abgetötete Masernviren gespritzt. Sonst würden die Geimpften ja Masern bekommen. Die abgeschwächten Viren aber reichen aus, um das Immunsystem mit diesen Erregern bekannt zu machen, es zu informieren: So sieht ein Masernvirus aus. Gegen diese abgeschwächte Form bildet der Organismus sofort spezielle Abwehrkörper. Der Feind ist nun bekannt, und wenn er wirklich angreifen sollte, stehen die Abwehrkräfte schon bereit. So wird durch Impfungen, wie auch durch natürliche Infektionen, ein Schutz gegen weitere Ansteckungen erreicht.

Auch Krebs kann sich nur ausbreiten, wenn das Immunsystem zu schwach ist, oder wenn es den Feind nicht richtig erkennt. So lag es nahe, folgenden Versuch zu wagen: Dem Krebskranken werden bösartige Zellen aus seinem eigenen Tumor entnommen. Diese werden — wie die Viren bei Impfungen gegen Infektionen — entschärft und dem Kranken nach weiterer Bearbeitung zurückgespritzt. Man will dadurch erreichen, daß sich im Körper des Kranken neue oder bessere Abwehrkörper gegen das eigene Krebsgewebe bilden. Professor *Loren Humphrey* hat am Krebszentrum der Universität in Kansas City (USA) schon Anfang der siebziger Jahre mit diesen Behandlungsversuchen begonnen. In der Bundesrepublik Deutschland wird sie erst von einzelnen Ärzten, so von Dr. *Bernhard Bäker* in Bad Lauterberg durchgeführt, allerdings nur bei Brustkrebs und Melanomen.

Der Lauterberger Arzt kann über einige beeindruckende Erfolge berichten. Er übersieht eine Gruppe von 44 Frauen, die alle an Brustkrebs erkrankt waren. Sie bekamen nach der Operation weder Zytostatika noch wurden sie bestrahlt. Zu Dr. *Bäker,* der Chirurg ist, waren sie gekommen, um sich die Brust wieder „aufbauen" zu lassen. In dieser Zeit wurden sie dann mit der Tumorimpfung und mit Zellpräparaten nachbehandelt. Keine der Frauen erlitt in den ersten Jahren danach einen Rückfall. Dr. *Bäker* sieht bei diesem Erfolg auch einen „psychischen" Anteil: Diese Frauen waren von einem starken Überlebenswillen beherrscht. Für sie war Krebs eine Krankheit, die man überwinden konnte. Ihr Optimismus äußerte sich in dem Wunsch, sobald wie möglich von einer Brustprothese unabhängig zu werden. Da der Wille allein jedoch selten ausreicht, um Krebs zu heilen — er schafft nur wichtige Voraussetzungen — dürften auch die immunbiologischen Nachbehandlungen eine Rolle gespielt haben. Aber wieviel Anteil am Erfolg nun der Tumorimpfung, wieviel der Zelltherapie und den weiteren Maßnahmen wie Sauerstoff-Therapie und Verhaltenstherapie zukommt, das läßt sich schwer sagen. Nur der Gesamterfolg ist meßbar — und der ist überzeugend.

Versuche mit Tumorimpfungen werden in verschiedenen deutschen Kliniken gemacht. An der Universitätsklinik in Gießen wurde bei Patienten mit fortgeschrittenem Nierenkrebs (es waren schon Metastasen vorhanden) Teile des Tumorgewebes aus der Niere zerkleinert, durch Bestrahlungen inaktiviert und den Kranken in Form von acht Impfungen eingespritzt. Diese Impfungen erstreckten sich über zwei Jahre. Zur Berichtszeit (also 1983) hatten 65 Prozent der Kranken mehr als drei Jahre überlebt.

Über ähnliche Erfolge berichtete der Essener Professor *Ernst Kuwert.* Er behandelte Frauen mit fortgeschrittenem Brustkrebs durch eine Impfung mit den zerkleinerten und inaktivierten Tumorzellen. Zusätzlich wurde der Tuberkulose-Impfstoff BCG gegeben.

Auf dieser Basis hergestellte Impfstoffe werden auch am Robert-Koch-Institut in Berlin getestet. Hier arbeitet man daran, einen allgemeinen „Antikrebs-Impfstoff" zu entwickeln, den jeder Arzt anwenden könnte. Ob er einmal vorbeugend wie eine Impfung gegen Masern oder Tetanus eingesetzt werden kann, ist noch nicht zu beurteilen.

Den zweiten Weg zur Immuntherapie des Krebses hat die Genforschung möglich gemacht. Sie erlebt in den letzten Jahren einen geradezu stürmischen Aufschwung. Sie liefert nicht nur wertvolle theoretische Erkenntnisse, sie wird von Jahr zu Jahr, ja fast von Monat zu Monat auch praktisch bedeutsamer. Es ist sicher nicht übertrieben, von einer Revolution in der Medizin zu sprechen.

Schon beim Interferon war diese Möglichkeit angeklungen. Sie besteht, kurz gesagt, darin, Bakterien zur Herstellung biologischer Arzneistoffe zu bewegen. Von den Genen im Zellkern bezieht die Zelle die Bauanweisungen für all die Substanzen (Hormone, Enzyme, Abwehrzellen usw.), die für die Zelle selbst und für den Organismus, dem sie angehört, wichtig sind. Gene im Zellkern liefern beispielsweise auch den Bauplan für die Herstellung von Interferon. Menschliche Zellen produzieren aber so wenig davon, daß die für therapeutische Zwecke benötigten Mengen nur schwer zu beschaffen sind. Also ging man daran, Gene mit den Bauanweisungen für Interferon in den Zellkern von Bakterien einzubauen. Und nun produzieren die Bakterien, die sich leicht in Massen züchten lassen, das benötigte Interferon.

Auf ähnliche Weise will man jetzt gezielt spezifische (monoklonale) Antikörper gegen Krebs herstellen. Man versucht, die Natur nachzuahmen. Das Immunsystem produziert beispielsweise bei einer Maserninfektion spezifisch gegen Masernviren gerichtete Antikörper. Der passende Abwehrstoff wird millionenfach reproduziert, „geklont", wie es fachlich heißt.

Das ist die grandiose Leistung des gesunden Abwehrsystems. Nun will man dem Krebskranken auf ähnliche Weise helfen. Durch Gentechnik will man dem Körper die benötigten Antikörper von außen zur Verfügung stellen. Wieder entnimmt man dem Tumor einige Zellen. Diese werden einem Tier (meist Kaninchen) eingespritzt. Im Tier werden nun die speziellen Antikörper gegen diesen Tumortyp gebildet. Die Gene mit der Bauanweisung für diesen Antikörper werden dann in ein Bakterium hineinmanipuliert. Dieses stellt nun den gewünschten Abwehrstoff gegen die Krebszellen her. Da sich Bakterien schnell vermehren, hat man in wenigen Tagen genügend „Brutstätten" für Antikörper, die man dem Kranken einspritzt.

Noch liegen mit dieser Methode keine praktischen Erfahrungen vor, um ihre Aussichten beurteilen zu können. Aber die Möglichkeiten, die sich dadurch abzeichnen, in der Diagnose (Früherkennung!) und eventuell auch in der Therapie, sind schwindelerregend — nicht nur bei der Krebsbekämpfung.

Krebs-Mehrschritt-Therapie

Die Idee hatte Professor *Manfred von Ardenne* vor mehr als zehn Jahren. Von Haus aus ist er Physiker. Seine Idee ist, dem Tumor mit einer Therapie aus mehreren Schritten zu Leibe zu rücken. Begonnen wird mit einer Stärkung der Abwehrkräfte. Dann wird das Blut stark überzuckert, es werden Zellgifte gegeben und der Tumor wird überwärmt. Diese „Krebs-Mehrschritt-Therapie" (KMT), in der Theorie von vielen akzeptiert, hat sich in der Praxis noch wenig durchsetzen können. Vor allem waren technische Schwierigkeiten daran schuld. Sie ist beiderseits der Elbe mehrfach versucht worden, mußte aber immer wieder aufgegeben werden. Erst jetzt stehen Überwärmungsgeräte zur Verfügung, mit denen es möglich scheint, das Tumorgewebe bis auf 42 Grad oder darüber zu erhitzen, ohne dabei den Kreislauf des geschwächten Patienten allzusehr zu belasten.

Während die reine Immuntherapie in absehbarer Zukunft nur Zusatztherapie bleiben wird (der Mediziner spricht von Adjuvans-Therapie), kann die Krebs-Mehrschritt-Therapie vielleicht einmal Operation, Bestrahlung oder Chemotherapie überflüssig machen — zumindest in vielen Fällen. Sie könnte alle Vorteile bieten, nach denen die Ärzte suchen: hohe Wirksamkeit bei geringen Nebenwirkungen.

„Die Vorstellung ist faszinierend", beginnt ein Bericht darüber in der „Frankfurter Rundschau". „Ein Tumor wird im Körper lokalisiert, doch statt das Gewebe zu entfernen, die wuchernden Zellen zu bekämpfen, schneidet man ihm einfach die Nahrungszufuhr ab und läßt ihn quasi verhungern. Das abgestorbene Tumorgewebe wird dann nach und nach auf natürlichem Wege aus dem Körper transportiert."

Dieser Bericht wurde geschrieben, als Anfang 1983 das Deutsche Krebsforschungs-Zentrum in Heidelberg grünes Licht für einen Versuch mit dieser Therapie gab. Der damalige Direktor des Zentrums, Professor *Otto Westphal*, hatte das bewirkt. Für die Therapiestudie in Heidelberg steht ein Bestrahlungsgerät zur Verfügung, das Prof. *von Ardenne* selbst neu entwickelt hat, und das die Nachteile früherer Geräte nicht mehr haben soll. Für etwa zehn Stunden wird damit der gesamte Körper des Kranken auf die Fieber-Temperatur von etwa 40,5 Grad erwärmt. Zusätzlich erhitzt wird der Tumorbereich, etwa die befallene Leber, die Lunge oder der Unterleib. Im Kern der Geschwulst sollen dabei über 42 Grad erreicht werden. Vorher werden nach einem genau abgestuften Zeitplan weitere Therapieschritte eingeleitet.

Dazu gehört die Infusion von hochprozentiger Zuckerlösung und die Gabe von Zytostatika. In der Krebsgeschwulst soll nun folgendes passieren: Die Glukose führt in den Krebszellen zu einer Übersäuerung. Das schädigt die Zellen bereits nachhaltig. Gleichzeitig soll die Überzuckerung dazu führen, daß sich die feinen Blutadern, die den Tumor versorgen, verstopfen. Dieser Effekt wird dann durch die Überwärmung verstärkt. Die Hitze kann nicht mehr aus dem Tumorgewebe abgeleitet werden. Auch eine vorübergehende Beschränkung der Sauerstoffzufuhr gehört zum Behandlungsplan. Die Zytostatika, die zellzerstörenden Medikamente, werden zeitlich so gegeben, daß sie noch in den Tumor hinein- nicht aber mehr herausgelangen können. Alle diese Therapieschritte führen dazu, daß nach den Berechnungen *von Ardennes* der Tumor völlig vom übrigen Körperkreislauf abgeschnitten wird. Die Geschwulst verschmort sozusagen im eigenen Saft.

„Die Krebstherapie könnte schon viel weiter sein, würde alles vorhandene Wissen besser kombiniert", erklärte Prof. *Otto Westphal* nach einem Gespräch mit Prof. *von Ardenne.* Beide kennen sich seit

Jahren. Und sie haben einen gemeinsamen Freund, der das über eine Million Mark teure Bestrahlungsgerät stiftete.

Ein amerikanisches Überwärmungsgerät war bereits 1979 in Hamburg aufgestellt worden. Unter vielen Schwierigkeiten und gegen mancherlei Widerstände seiner Kollegen führte dort Dr. *Rogozinski* die Krebs-Mehrschritt-Therapie durch, allerdings in abgewandelter Form. Er betrieb vorher noch eine massive Immunstimulation mit Thymus-Extrakten (THX) und hohen Vitamindosen. Eine Behandlungs-Statistik für die Zeit von 1. 2. 79 bis 31. 5. 83 liest sich sehr hoffnungsvoll. Dabei muß noch bedacht werden, daß es sich bei fast allen Kranken, die hierher kamen, um solche handelte, die von den Kliniken „ausbehandelt" waren. Die Hamburger Klinik war ihre letzte Hoffnung. Insgesamt wurden in dieser Zeit 750 Kranke behandelt. Sie litten an 23 verschiedenen Krebsarten.

Bei 10 Prozent der Kranken konnte trotz des fortgeschrittenen Stadiums eine länger anhaltende Remission erreicht werden. Nachuntersuchungen per Computertomograph oder durch Szintigramme zeigten eine wesentliche Verkleinerung oder ein völliges Verschwinden des Tumors oder der Metastasen. Die Laborwerte (Blutbild usw.) hatten sich weitgehend normalisiert. Die Patienten fühlten sich subjektiv wohl, sie nahmen an Gewicht zu und viele wurden wieder arbeitsfähig.

Bei 81 Prozent der Patienten zeigten sich ebenfalls Remissionen, also Verkleinerungen des Tumors. Da Dr. *Rogozinski* jedoch im April 1983 seine Tätigkeit einstellen mußte, kann nicht gesagt werden, wie lange diese Rückbildungen anhielten. Immerhin zeigte sich in den vier Jahren der Überwärmungstherapie, daß etwa 90 Prozent der Kranken auf diese Behandlung ansprachen, ein sehr hoher Prozentsatz. Nur bei etwa 10 Prozent der Kranken konnte das Tumorwachstum nicht beeinflußt werden. Schwere Nebenwirkungen wurden niemals beobachtet. Auch das muß als Erfolg gewertet werden.

Ausschließlich mit Überwärmung, also ohne die anderen Schritte der KMT, wird in verschiedenen Kliniken in den USA und auch in der Bundesrepublik experimentiert. Behandelt werden fast nur Patienten, bei denen Operationen, Bestrahlungen oder Chemotherapie erfolglos geblieben waren. In Tuscum (USA), in der onkologischen Strahlenabteilung, wurden 43 Patienten dieser Hyperthermie unterzogen. Sie litten meist an Hautkrebs oder Lungenkrebs. Bei diesen „ausbehandelten“ Patienten konnten noch beachtliche Erfolge erzielt werden: Bei 27 Prozent verkleinerte sich der Tumor um über die Hälfte, bei 18 Prozent verschwand er sogar vollständig. Unter zusätzlicher Anwendung von Bestrahlungen konnten sogar bei über der Hälfte der Kranken noch Rückbildungen erreicht werden, bei jedem vierten eine vollständige Remission. Die Besserungen hielten bis zu zwei Jahre an, und das bei Kranken, die sonst nur noch wenige Monate zu leben gehabt hätten. Zwölf Kranke überlebten sogar langfristig. Und die Nebenwirkungen? Nur in vier Fällen traten Verbrennungen auf der Haut auf.

Im medizinischen Zentrum der Universität von Mississippi in Jackson wird eine andere Form der Hyperthermie durchgeführt. Ähnlich wie bei einer Nierendialyse wird das Blut umgeleitet: Eine Ader wird angezapft, das Blut fließt durch einen Schlauch in eine Art Ofen, wo es erwärmt wird. Dann leitet man es in den Körper zurück. Die Körpertemperatur des Patienten kann so für vier bis acht Stunden auf konstanten 41,5 Grad gehalten werden. Gleichzeitig erhält der Patient kleine Dosen von Zytostatika. Bei den 139 „Versuchspatienten“ handelte es sich um ausbehandelte Kranke. Unter Berücksichtigung dieses fortgeschrittenen Stadiums ist der Erfolg fast als sensationell zu bezeichnen.

- Bei neun von 39 Patienten mit Lungenkrebs wurde eine völlige Rückbildung der Geschwulst erreicht. Das sind 25 Prozent! Das ist eine Erfolgsziffer, die selbst im Frühstadium mit anderen Methoden (außer durch Operation) nicht erreicht werden kann.
- Bei 42 Patienten mit Tumoren im Verdauungstrakt trat in fünf Fällen dieser ungewöhnliche Erfolg ein.

Ähnliche Therapieversuche finden auch im Münchner Großklinikum Großhadern statt. Über die Erfolge äußerten sich die Ärzte noch sehr vorsichtig. Man will erst noch mehr Erfahrungen sammeln. Daß jetzt weltweit, auch in Japan, mit dieser Methode experimentiert wird, zeigt, daß man sich einen Fortschritt davon erhofft.

Basistherapien

Mistel, Thymus, Zellen oder ihre Kombination mit der Sauerstoff-Immun-Stimulation müssen als die „Speerspitzen" jeder Immuntherapie angesehen werden. Sie greifen mehr oder weniger direkt in das Abwehrsystem ein. Sie stimulieren auf teils unterschiedliche Weise jene Abwehrzellen, die in der Lage sind, Krebszellen „zu knacken" und „aufzulösen". Aber läßt sich ihre Wirkung vielleicht noch durch weitere Zusatztherapien verstärken?

In den Kapiteln über die Krebsursachen ist eines dem „Tumormilieu" gewidmet worden. Dieser Ausdruck bezeichnet einen insgesamt gestörten Stoffwechsel. Die Körpergewebe werden aus den verschiedensten Gründen nicht mehr optimal mit Nähr- und Aufbaustoffen versorgt, sie werden nicht mehr genügend entschlackt. Ernährungssünden, streuende Krankheitsherde, Genußgifte, Zell- und Organverschleiß, Verkalkung, mangelnde Bewegung und viele andere Faktoren summieren sich zu diesen Schäden. Es ist sozusagen eine schleichende innere Vergiftung eingetreten, die sich meist nur durch sehr allgemeine und vieldeutige, selten durch alarmierende Beschwerden bemerkbar macht. Es ist einleuchtend, daß dadurch auch das Immunsystem in seiner normalen Leistung geschmälert wird.

Dr. *Windstosser,* Dr. *Issels* oder andere Immuntherapeuten, die schon über eine jahrzehntelange Erfahrung mit der Krebsbehandlung verfügen, haben daher schon immer gefordert, daß bei jeder Behandlung das Krebsmilieu beseitigt werden muß. Auch die gezielte Immuntherapie dürfte dadurch auf einen fruchtbareren Boden fallen. Die Reihenfolge, in der nun die wichtigsten „Ergänzungstherapien" zur direkten „Immunstimulierung" vorgestellt werden, bedeutet keine Aussage über ihre Wertigkeit. Welche der Mittel und Methoden angewandt werden müssen, wird weitgehend vom Zustand und den Begleitkrankheiten des Patienten abhängen, manchmal sicher auch von bestimmten Erfahrungen des Arztes mit „seinen" Mitteln.

Vitamine

Warum erkranken neun von zehn Rauchern nicht an Lungenkrebs? Warum bekommen nicht alle Menschen Darm- oder Leberkrebs, obwohl doch niemand von den gefährlichen Nitrosaminen verschont bleibt? Hängt das möglicherweise mit der Vitaminversorgung zusammen? Daß die Nitrosamine durch Vitamin C (Ascorbinsäure) unschädlich gemacht werden, kann als eine gesicherte Tatsache gelten. Daß Vitamin A vor Raucherkrebs (und vermutlich auch vor anderen Krebsarten schützt), ist zwar noch nicht einwandfrei erwiesen, es gibt aber bereits zahlreiche Forschungen, die es höchst wahrscheinlich machen.

Auf diese beiden Vitamine (neuerdings auch auf Vitamin E) konzentriert sich seit Jahren die Aufmerksamkeit vieler Wissenschaftler. Bei der Behandlung, mehr aber wohl noch bei der Vorbeugung, könnten sie zu „Anti-Krebs-Vitaminen“ werden.

Als die Strahlenklinik Janker in Bonn vor Jahren damit begann, neben der Bestrahlung auch Vitamin A in superhohen Dosen von bis zu zwei Millionen Einheiten pro Tag einzusetzen, schüttelten viele Mediziner ungläubig den Kopf. Sie hatten gelernt, daß Vitamin A in größeren Mengen stark giftig wirkt. Als fettlösliches Vitamin wird es in der Leber gespeichert. Werden die Speicher überfüllt, kann es zu lebensbedrohlichen Gesundheitsschäden kommen. Das ist auch richtig. Auf eigene Faust darf niemand Vitamin A in hohen Dosen nehmen. Doch die Nebenwirkungen lassen sich, zumal unter ärztlicher Kontrolle, begrenzen oder sogar für die Heilung ausnutzen. Die Ärzte der Jankerklinik verwendeten ein speziell zubereitetes Vitamin A. In dieser Form, als Emulsion gegeben, belastet es die Leber weniger stark. Dennoch sind die für eine erfolgreiche Krebsbekämpfung erforderlichen Mengen von insgesamt 30 bis 50 Millionen Einheiten in wenigen Wochen mit teilweise doch sehr belastenden, aber vorübergehenden Nebenwirkungen verbunden. Deshalb wird nach Wegen gesucht, das Vitamin A verträglicher zu machen. Erst kürzlich hat ein Pharmakonzern (Hoffmann-La Roche) ein Ergebnis seiner Forschungen auf den Markt gebracht, zunächst als Mittel gegen Akne und Schuppenflechte. Angedeutet wird aber auch schon die Möglichkeit, andere Indikationsbereiche zu erschließen.

Anti-Krebs-Pille

Mit diesen anderen Anwendungsbereichen ist der Krebs gemeint. Bei diesen Forschungen geht es darum, dem Vitamin A seine Giftigkeit zu nehmen, ohne seine Wirkungen zu beeinträchtigen, ja, sie vielleicht noch verstärken zu können. Es werden Derivate, chemisch leicht veränderte Abkömmlinge, entwickelt. Man nennt sie Retinoide. Dieses Prinzip scheint zu funktionieren. Im französischen Krebsforschungszentrum in Villejuif hat man solche halb künstlichen Retinoide erstmals getestet. Die Ergebnisse sind hochinteressant:

Bei langjährigen Rauchern wurden aus den Bronchien Gewebeproben entnommen. Man fand bei den meisten von ihnen ähnliche Zellschäden, wie sie auch in Gewebeproben bei Abstrichen vom Gebärmuttermund gefunden werden. Dort werden sie als eine Vorstufe zu Krebsbildung angesehen. Man nennt sie Dysplasien. Den Rauchern, bei denen solche Zellveränderungen gefunden wurden, gab man täglich eine dieser abgewandelten Vitamin-A-Pillen. Nach einem halben Jahr wurde wieder eine Gewebeprobe entnommen. Und obwohl elf der zwölf Versuchspersonen ihre Rauchgewohnheiten beibehalten hatten, waren die Zellveränderungen fast vollständig zurückgegangen. Hat man mit dem Vitamin-A-Derivat eine „Anti-Krebs-Pille" gefunden? Weitere Erfahrungen müssen noch gesammelt werden. Doch die Forschung wird hier mit Hochdruck und auf breiter Front betrieben. Die ersten Mittel dieser Art sind bereits im Handel — allerdings erst für die Anwendung bei Hautleiden. Andere werden klinisch getestet — bei Krebs. Prof. *Plewig*, Düsseldorf, sieht in ihnen „hoffnungsvolle Ansätze" für eine Tumor-Prophylaxe.

Im Tierversuch konnten auch amerikanische Forscher bestätigen, daß Mittel auf Vitamin-A-Basis die Krebsentstehung verhindern können. Sie prüften das bei Brustkrebs und Harnblasenkrebs. Die Schutzwirkung scheint also für eine ganze Reihe von Tumorarten vorhanden zu sein. Die bisherigen Versuche zeigen auch, daß die Vitamine in der vorbeugenden Anwendung, in der Prophylaxe, eine größere Bedeutung haben, als in der Therapie schon bestehender Erkrankungen. Dafür sprechen auch Untersuchungen aus England und Norwegen und Japan: Lungenkrebs war besonders häufig bei Personen, deren Ernährung arm an Vitamin A war. Mit Vitamin A gut ernährte Raucher waren weniger krebsanfällig.

Wucherungen gestoppt

Ob dem Vitamin C außer als Nitrosamin-Blocker eine weitere Bedeutung in der Krebsabwehr zukommt, ist noch wenig aufgeklärt. Sehr optimistisch ist der Nobelpreisträger Professor *Linus Pauling:* „Die Lebensqualität und die Lebenserwartung der Krebskranken kann durch Vitamin C erheblich gesteigert werden. Sogar regelrechte Heilungen sind festgestellt worden. Ich bekomme Hunderte von Briefen von Ärzten, die selbst erkrankt sind und die dringend Informationen über die Therapie verlangen." Der englische Arzt Dr. *Cameron* hat Patienten mit Magenkrebs hoch dosiert mit Vitamin C behandelt. Sie bekamen über Jahre täglich zehn Gramm Ascorbinsäure. Nach seinen Berichten konnte die Wucherung dadurch zwar nicht beseitigt werden, doch ihr Weiterwachsen wurde gestoppt.

Viele Ärzte geben ihren Patienten inzwischen bei der Nachbehandlung Vitamin C in Mengen von vier bis 20 Gramm pro Tag. Oft muß das per Infusion geschehen, da der Magen-Darmtrakt soviel Säure nicht verträgt. Andere Nebenwirkungen so hoher Vitamin-C-Dosen sind nicht beobachtet worden. Prof. *Pauling* empfiehlt in der Krebsnachbehandlung folgendes Vorgehen: Am ersten Tag bekommt der Patient zwei Gramm Ascorbinsäure, am zweiten Tag vier Gramm, mit weiteren Erhöhungen von zwei Gramm pro Tag, bis die Tagesdosis von zehn Gramm erreicht ist. Diese soll in vielen kleinen Einzeldosen über den Tag verteilt genommen werden. Zu große Mengen auf einmal können Magenbeschwerden und Durchfall auslösen.

Andere Vitaminforscher stehen dem Vitamin C skeptischer gegenüber. Sie halten den inzwischen sehr alt gewordenen Prof. *Pauling* für einen Forscher, der sich in eine fixe Idee verrannt hat. Der Amerikaner hatte ja schon vor 20 Jahren Aufsehen erregt, als er behauptete, alle Erkältungskrankheiten ließen sich durch Vitamin C verhüten und schneller heilen. In der Praxis konnte das niemals einwandfrei bestätigt werden. In Laborversuchen wurde jedoch nachgewiesen, daß Ascorbinsäure einen stärkenden Einfluß auf das Immunsystem ausübt, wenn es in Mengen von über drei Gramm pro Tag gegeben wird. Ein genaues Urteil über die therapeutische Wirkung des Vitamins ist auch deshalb schwierig, weil es beim Kranken meist zusammen mit anderen Mitteln angewandt wird. Welches Mittel welchen Anteil an der Besserung hat, läßt sich dann nicht sagen.

Sicher ist jedoch, daß Vitamin C in der Vorbeugung eine bedeutsame Rolle spielt. Es verhindert die Bildung von Nitrosaminen, die als sehr potente Krebsauslöser gelten. Sie bilden sich mehr oder weniger stark bei jeder Nahrungsaufnahme. Japanische Forscher konnten nach einem Bericht der „Ärzte-Zeitung" nachweisen, daß das vor allem im Darm geschieht und zwar besonders stark bei leicht alkalischem Darmmilieu. Das kann durch Vitamin C verhindert werden. In klinischen Versuchen scheint sich zu zeigen, daß dazu Tagesmengen von etwa einem Gramm nötig sind. Das ist das zehnfache der mit der Nahrung aufgenommenen Menge.

Enzyme

Kaum ein biologisch tätiger Arzt verzichtet bei der Nachbehandlung von Krebskranken auf die Gabe von proteolytischen Enzymen. Enzyme kommen in großer Zahl in jedem Organismus vor. Sie erfüllen dort unterschiedliche Aufgaben. Bekannt sind sie unter anderem als Mittel zur Verdauung. In die Krebsbekämpfung wurden die Enzyme eingeführt, nachdem sich vor 50 Jahren bei einem Versuch gezeigt hatte, daß bestimmte Formen dieser biochemischen Verbindungen in der Lage sind, körperfremdes Eiweiß aufzulösen. Krebsgewebe, das man in ein Reagenzglas getan hatte, wurde zerstört, gesundes körpereigenes Gewebe wurde nicht angetastet. Diese eiweißauflösende Eigenschaft wird mit dem Wort „proteolytisch" gekennzeichnet.

In Wien arbeitet Dr. *Rokitansky* seit Jahren mit Enzymen („Wobe-Mugos"). In der Zeitschrift „Krebsgeschehen" berichtete er 1980 über seine Erfahrungen. Frauen mit Brustkrebs waren von ihm mit proteolytischen Enzymen und einem Thymuspräparat behandelt worden. Und zwar begann diese Zusatztherapie schon zwei Wochen vor der Operation. Hauptziel dieser Behandlung war es, das spätere Auftreten von Metastasen zu verhindern. Nach der Brustoperation wurde die Schutztherapie weitergeführt. Waren bei den erkrankten Frauen schon Metastasen in den Lymphknoten der Achselhöhle festgestellt worden, wurde zusätzlich noch eine Nachbestrahlung durchgeführt. Das Ergebnis nach zehn Jahren ist beeindruckend: Von 50 auf diese Weise behandelten Frauen erlitten nur fünf (zehn Prozent) einen Rückfall. Bei 90 Prozent der Frauen konnte nach zehn Jahren mit gutem Recht von einer Heilung gesprochen werden. Von brustkrebskranken Frauen, die ohne diese Schutztherapie geblieben waren, sonst aber gleich behandelt wurden (Operation, gegebenenfalls Bestrahlung) überlebten nur 75 Prozent die zehn Jahre ohne Rückfall.

„Der Einsatz von Enzymen vor der Operation und die Fortführung dieser Behandlung danach zur Verhütung von Rückfällen und Metastasen stellt eine wertvolle Hilfe bei der Therapie des Brustkrebses dar", schließt der Wiener Chirurg seinen Bericht ab. Erfahrungsberichte anderer Therapeuten kommen zu einem ähnlich günstigen Ergebnis, auch bei anderen Krebsarten. Professor *Wrba*, Direktor des Krebsforschungsinstituts in Wien, urteilt zusammenfassend: „Proteolytische Enzyme sind zweifelsohne ein ausgezeichnetes Adjuvans in jeder Situation der Krebstherapie, wobei besonders bemerkenswert ist, daß eine Überdosierung nicht möglich ist und Nebenwirkungen mit aller Sicherheit ausscheiden. Die Hemmung der Metastasierung ist in diesem Zusammenhang gesichert. Sinnvoll ist nur eine über längere Zeiträume gehende Dauertherapie."

Werden die Enzyme im Endstadium einer Erkrankung eingesetzt, kommt es häufig zu einer erheblichen Verbesserung des Befindens. Das Tumorleiden selbst kann zwar kaum mehr beeinflußt werden, doch werden die vielen giftigen Abbauprodukte des Tumors beseitigt, die sonst den Stoffwechsel des Kranken zusätzlich belasten. Zusätzlich zu einer Strahlen- oder Chemotherapie eingesetzt, können die Enzyme die sonst auftretenden starken Nebenwirkungen mildern. Vermutet wird auch, daß die Enzyme Krebszellen „enttarnen" können, so daß sie für das körpereigene Abwehrsystem besser erkennbar und angreifbar werden. Die Kombination von Enzympräparaten mit Immunstärkern ist daher in der Therapie weitgehend üblich geworden. Bei Tumoren, die von außen zugänglich sind, wird das Enzymgemisch oft direkt in die Geschwulst gespritzt. Sonst wird das Präparat gewöhnlich als Klistier gegeben. Handelsüblich sind auch dünndarmlösliche Dragees.

Mineralstoffe (Elektrolyte)

Die Rolle, die Mineralstoffe und Spurenelemente beim Krebsgeschehen spielen, ist noch wenig erforscht. Wegen ihrer elektro-chemischen Eigenschaften werden sie auch Elektrolyte genannt. Ein Zusammenhang mit dem Krebsgeschehen ist wahrscheinlich. So häufen sich in letzter Zeit Berichte, die dem Selen eine bedeutsame Rolle zuschreiben. Ein Mangel soll vermehrt zu Erkrankungen führen. Kupfer, Zink und Germanium werden ebenfalls in diesem Zusammenhang genannt. Andere wollen einen Eisenmangel bei Krebspatienten beobachtet haben. Dabei ist jedoch nicht geklärt, ob dieser Mangel eine Folge der Erkrankung oder eine Mitursache ist. Was die Erforschung ihrer Wirkungsweise, aber auch eine gezielte Therapie so schwierig macht, ist der Umstand, daß die Elektrolyte sich gegenseitig beeinflussen. Führt man von einem Stoff zuviel zu, kann dadurch die Wirkung eines anderen gehemmt oder verstärkt werden. Entscheidend für die Gesundheit ist das fein aufeinander abgestimmte Verhältnis dieser Stoffe zueinander. Deshalb kann jeder unbedachte Eingriff zu ungewollten Wirkungen führen. Ratsam ist es mit Sicherheit, eine optimale, aber nicht zu reichliche und keineswegs einseitige Elektrolytversorgung anzustreben. Meist ist das mit einer vernünftigen Ernährung möglich.

Zytoplasmatische Therapie

Mit dem jüngsten Sproß der Mittel zur Turmornachbehandlung und Vorbeugung, mit der zytoplasmatischen Therapie, liegen noch zu wenige Erfahrungen vor, um die Wirksamkeit beurteilen zu können. Einige Ärzte, so Professor *Douwes* aus Bad Sooden-Allendorf, konnten in Einzelfällen sehr gute Erfolge beobachten. In Laborversuchen, an künstlich gezüchteten Krebszellen, sowie in Tierversuchen wurde eine tumorhemmende und tumorzerstörende Wirkung nachgewiesen. In 80 Prozent der Fälle konnten Rückbildungen, selbst bei größeren Geschwülsten, beobachtet werden. Damit behandelten Tumorkranken geht es subjektiv besser, das Blutbild normalisiert sich. Um Aussagen über eine lebensverlängernde oder gar heilende Wirkung machen zu können, muß der Ausgang noch laufender Studien abgewartet werden.

Bei den zytoplasmatischen Präparaten („Ney Tumorin“) handelt es sich um speziell aufbereitete Organextrakte. Das in der Tumortherapie angewandte Mittel enthält Thymusfaktoren, Leberzellen und Plazentaextrakte. Auf diese Weise sollen der erkrankten Zelle Stoffe zugeführt werden, die sie befähigen, sich selbst zu heilen.

Weitere Zusatztherapien

Zu den aufgeführten, wohl wichtigsten Mitteln für die Krebsnachsorge, können bei einzelnen Therapeuten auch noch andere kommen. So verfügen homöopathisch oder pflanzenheilkundlich orientierte Therapeuten über weitere spezielle Therapieformen. Doch sollte darauf geachtet werden, daß sie in ein Gesamtkonzept passen, und daß ihre Wirksamkeit wenigstens einigermaßen belegt werden kann.

Ernährung

Zwischen 30 und 50 Prozent aller Krebserkrankungen sind ernährungsbedingt. Diese Schätzung amerikanischer Forscher, auf die bereits im Kapitel über die Ursachen eingegangen wurde, dürfte der Wirklichkeit sehr nahe kommen. Andere, so etwa Professor *Douwes* aus Bad Sooden-Allendorf, gehen noch weiter. Sie meinen, daß bis zu 80 Prozent aller Krebserkrankungen „hausgemacht“ sind, durch falsche Ernährung, Genußmittel, Bewegungsmangel, Streß und andere tägliche Sünden. Auch das ist sicher ziemlich wahrscheinlich.

Der Umkehrschluß — so könnte man denken — wäre nun ganz einfach: Wenn falsche Ernährung zu Krebs führt, müßte die Krankheit durch richtige Ernährung zu heilen sein. An Versuchen dazu hat es auch nicht gefehlt. Von Roten Beten bis zu Eiweiß und Öl ist vieles als Heilkost angepriesen worden. Andere Ärzte halten bisher wenig von Hinweisen auf eine gesündere Ernährung. Noch heute werden viele Patienten aus der Klinik entlassen mit dem Rat: „Nun päppeln Sie sich erst mal wieder gut auf, Sie müssen doch wieder zunehmen, essen Sie, was Ihnen schmeckt.“

Die Wahrheit liegt, wie so oft, in der Mitte. Wenn Sie bedenken, daß sich eine Krebserkrankung zehn, 20 oder noch mehr Jahre entwickelt, daß also die ungesunde Lebensweise ihre Folgen sehr langsam zeigt, so darf nicht erwartet werden, daß eine Umstellung auf eine gesündere Kost nun in wenigen Wochen die Gesundheit zurückbringt. Von einer „Krebsdiät" wird heute auch kaum noch gesprochen, zumindest nicht im Sinne einer Heildiät. Was zur Nachbehandlung empfohlen wird, ist eine „Grunddiät", die als ein Mittel angesehen werden muß, das nur sehr langfristig wirkt.

Vor falschen Hoffnungen auf der einen Seite und Gleichgültigkeit in Ernährungsfragen auf der anderen Seite warnt immer wieder einer der besten Sachverständigen, Dr. *H. Anemüller.* „Krebs kann entstehen, wenn die Ernährung im großen und ganzen richtig war. Und eine spezielle Ernährung allein kann keinen Krebs heilen", sagt er. Gleichzeitig betont er aber auch: „Die Ernährungstherapie darf bei keinem Kranken versäumt werden, weil sie die Chancen und Möglichkeiten der Heilung vergrößert."

Als die Ziele einer solchen „Grunddiät" bei Krebs nennt Dr. *Anemüller:* Beseitigung von Stoffwechselstörungen; Aktivierung des Stoffwechsels; Verbesserung der Sauerstoffversorgung und -ausnutzung; bessere Entgiftung und Entschlackung; Steigerung der körpereigenen Abwehrkräfte.

Sünden am Eßtisch

Wie eine solche Ernährung aussehen könnte, wird wohl am besten einsichtig und deutlich, wenn zunächst über die Ernährungssünden gesprochen wird. Gerade in den letzten Jahren haben die Forschungen, besonders in Amerika, erstaunliche und überraschende Zusammenhänge aufgedeckt. Dabei wird vielfach das wissenschaftlich bestätigt, was Naturheilärzte schon früher aus der Beobachtung und Erfahrung geschlossen hatten. Sehen wir uns die wichtigsten Schlagzeilen aus der medizinischen Fachpresse zu diesem Thema an:

„Verstopfung fördert Brustkrebs" stellten Ärzte an der Universität von Californien in San Franzisko fest. Bei 1 500 Frauen machten sie eine spezielle Brustuntersuchung. Sie fahndeten nach vorgeschädigten Zellen, wie sie bei Hyperplasie oder Displasie auftreten. Beide Zellschäden gelten als mögliche Vorstufe zum Krebs. Bei Frauen, die

jeden Tag oder mindestens jeden zweiten Tag Stuhlgang hatten, waren solche Zellschäden nur bei jeder 20. (fünf Prozent) zu finden. Dagegen wies jede 4. Frau (25 Prozent) solche Schäden auf, deren Stuhlgang weniger gut funktioniert.

„Übergewicht erhöht das Krebsrisiko" ergab eine Studie von Professor *Helmut Stickl*, dem Direktor der Bayerischen Landesimpfanstalt. Er wertete umfangreiche Krankenakten aus. Wenn Männer um mehr als 20 Prozent zuviel wiegen, liegt ihre Erkrankungsziffer um 20 Prozent höher als bei Normalgewichtigen, wenn Frauen soviel Übergewicht haben, erkranken sie um 13 Prozent häufiger. Nach einem Bericht der „Münchner Medizinischen Wochenschrift" vermuten die Ärzte, daß die erhöhte Fettmenge im Körper den Stoffwechsel behindert. Mit der Nahrung aufgenommene oder bei der Verdauung entstandene Schadstoffe werden nicht mehr vollständig unschädlich gemacht. Es könnte aber auch an dem bei Übergewichtigen üblichen hohen Fettverzehr liegen.

„Darmkrebs der Fleischesser" überschrieb „Medical Tribune" einen Bericht über Erkenntnisse des Wiener Forschers Professor *Anton Neumayr.* Besonders gefährdet sind danach Männer über 55 Jahre. Die Zusammenhänge werden so gesehen: Durch einen hohen Anteil an Fleisch und Fett in der Nahrung vermehren sich im Darm bestimmte Bakterienarten, die aus sonst harmlosen Essensrückständen krebsauslösende Gifte machen, nämlich aus Gallensäure sowie dem Blut- und Nahrungsfett Cholesterin. Fleischesser haben außerdem meist eine lange Passagezeit für ihren Stuhl. Es dauert bis zu 48 und mehr Stunden, bis die Überbleibsel des Gegessenen vom Darm ausgeschieden werden. Die lange Verweildauer führt dazu, daß die Schadstoffe sehr lange die Darmwand reizen und sogar durch sie hindurch in den Blutkreislauf gelangen können.

„Mehr Fett, mehr Brustkrebs" ist ein weiterer Zusammenhang, der zuerst von Professor *Wynder* in New York vermutet wurde. Das ist jener Arzt, der auch zuerst auf die Schädlichkeit des Rauchens hinwies. Inzwischen wurde der Einfluß zu fetter Nahrung auf die Krebsentstehung von anderen Untersuchern ebenfalls gefunden und im Tierversuch bestätigt. Hier scheinen hormonelle Wechselwirkungen zu bestehen. So hat das Nahrungsfett Cholesterin eine dem weibli-

chen Hormon Östrogen sehr ähnliche chemische Struktur. Dieses Hormon wird ja auch im Körper aus Cholesterin hergestellt.

„Süßer Brustkrebs" überschrieb die Neue Zürcher Zeitung eine britisch-kanadische Studie. Danach deckt sich die Häufigkeit des Brustkrebses ziemlich genau mit der Menge des verzehrten Haushalts-Zuckers. In Japan, wo nur etwa 20 Kilo pro Jahr und Person verbraucht werden, ist die Erkrankungsrate äußerst gering. Am höchsten ist sie in den Ländern, in denen der Zuckerverbrauch am höchsten ist, in England, Holland, Dänemark und Kanada. Das „Verbindungsglied" zwischen Zucker und Krebs könnte das Insulin sein. Bei hohem Zuckerverbrauch muß es ständig und stoßweise von der Bauchspeicheldrüse ins Blut ausgeschüttet werden, um den Blutzuckerspiegel niedrig zu halten. Die hohen Insulinspiegel im Blut führen dazu, daß dieses Hormon auch vermehrt dorthin gelangt, wo es in dieser Menge nicht hingehört, in die Brustdrüsen.

Stoffwechselstörungen

Beim Lesen dieser Untersuchungsergebnisse muß man sich davor hüten, einen kurzfristigen direkten und ursächlichen Zusammenhang anzunehmen und nun aus Furcht keine Sahnetorte, kein Butterbrot oder kein Fleisch mehr zu essen. Bei der Krebsentstehung müssen immer mehrere Ursachen zusammentreffen. Fett, Fleisch oder Zucker zählen — im Übermaß genossen — vielleicht zu den Co-Kanzerogenen, um aber wirksam zu werden, müssen sie auf ein geschwächtes Abwehrsystem und eine Disposition zur Erkrankung treffen. So erklärt sich, daß viele Menschen beim Essen, Rauchen oder Trinken zeitlebens sündigen können, ohne zu erkranken. Andere dagegen erkranken, obwohl sie, wie Dr. *Anemüller* sagt, im großen und ganzen vernünftig gelebt haben. Die Hauptgefahr falscher Ernährung aber liegt in der Stoffwechselveränderung, die sie langfristig anrichtet. Sie wirkt selten direkt krebsauslösend, sie führt jedoch auf die Dauer dazu, daß im Körper ein „Krebsmilieu" entsteht, und daß die Abwehrkräfte unnötig belastet und geschwächt werden. Falsche Ernährung liefert also nicht nur die Kanzerogene, sie erhöht gleichzeitig die Disposition (Krebsmilieu) und schwächt die Abwehr. Sie fördert damit drei Auslösefaktoren für Krebs.

„Wir müssen uns doch wohl mehr um unsere Verdauung kümmern", forderte die Fachzeitschrift „selecta" in diesem Zusammenhang ihre Leser, die Ärzte, auf. Und einmal auf die Spur gebracht, werden die Forscher bald noch mehr Zusammenhänge finden. Die lange als unbegründete Redensart belächelte Aussage alter Ärzte „der Tod sitzt im Darm", scheint sich weitgehend zu bestätigen. Erkannt wurde auch bereits, daß ein Darm mit geschädigter Darmflora mehr Schadstoffe und Gifte durch seine Wand in den Körper hineinläßt, als bisher angenommen wurde. Eine normale Darmflora dürfte ein Grundpfeiler unserer Gesundheit sein.

Schon aus den Erkenntnissen über schädliche Nahrungsmittelbestandteile oder Essensgewohnheiten ließen sich eine Menge guter Richtlinien für eine gesunde Ernährung ableiten. Doch um jedem die Bedeutung einer Grunddiät noch plausibler zu machen, sollen auch die günstigen Zusammenhänge zwischen Ernährung und Krebs vorgestellt werden, wie sie in letzter Zeit erkannt wurden.

Ballaststoffe

Der englische Professor *Burkitt* hat als erster auf die bedeutsame Rolle der Pflanzenfasern in der Ernährung hingewiesen. Er hatte beobachtet, daß Naturvölker kaum Darmkrankheiten kennen. Er ging der Sache weiter nach und fand den Schlüssel dazu in der weitgehend natürlichen Ernährung dieser Menschen. Mit der täglichen Kost nehmen sie größere Mengen von unverdaulichen Pflanzenfasern auf. Das Stuhlgewicht erhöht sich, der Darm wird in Bewegung gehalten, der Stuhl gleitet schnell und reibungslos durch den Darm hindurch. Die Passagezeit dauert nur 24 bis 36 Stunden, nur halb solange wie bei Menschen mit denaturierter Zivilisationskost.

Zunächst sah *Burkitt* in den Faserstoffen nur ein Mittel, um die bei uns so weit verbreitete Verstopfung zu beheben. Weitere Untersuchungen zeigten jedoch, daß die Wirkung der Ballaststoffe viel weiter reicht. Schon die beschleunigte Stuhlpassage führt dazu, daß die Darmwand weniger mit Reiz- und Schadstoffen im Kot in Berührung kommt. Es werden auch beträchtlich weniger toxische Stoffe im Darm gebildet. Ein Teil der Gallensäuren und Cholesterine wird zwar immer von den Darmzotten aufgenommen und in den Organismus zurückgeführt. Unser Körper ist ein sparsamer Hausvater. Bleibt der Stuhl jedoch zu lange im Darm, geschieht das in schädlichem Übermaß. Auch für die Bildung von toxischen Abbauprodukten dieser Stoffe bleibt mehr Zeit. Die Pflanzenfasern im Stuhl saugen viele dieser Schadstoffe auf und führen sie schnell der Ausscheidung zu. Bei der Zuckerkrankheit beispielsweise werden Fasern (Guarmehl) heute schon therapeutisch eingesetzt. Die Aufnahme des Zuckers aus der Nahrung wird verlangsamt, es gibt dann nicht mehr die hohen, auch für einen gesunden Menschen schädlichen Insulinstöße ins Blut. Auch die Nitrosamine, die als Kanzerogene erster Ordnung gelten, werden vielfach erst im Darm gebildet. Japanische Untersucher stellten fest, daß bei westlicher Kost die Nitrosaminbildung um das Zehnfache höher ist, als bei faserreicher Ernährung. Es ist also mit großer Wahrscheinlichkeit anzunehmen, daß Ballaststoffe direkt und indirekt vor Krebserkrankungen schützen können.

Der Darm muß sauer sein

An der Umwandlung von Gallensäuren, Cholesterinen und anderen Stoffen in Kanzerogene sind bestimmte Darmbakterien beteiligt. Sie entwickeln sich, wenn im Verdauungstrakt nicht die richtigen Säureverhältnisse herrschen. Dann verkümmert die nützliche Bakterienflora. Forscher an der Universitätsklinik in Bristol maßen das nach: Je mehr die Säureverhältnisse des Darms in den alkalischen Bereich verschoben sind, desto mehr schädliche Bakterien, desto mehr Schadstoffe enthielt er. Die notwendige leichte Übersäuerung des Darms wird durch die Milchsäurebakterien erreicht. Sie entwikkeln sich gut bei einer Kost, die viele milchsaure Produkte enthält, wie etwa Joghurt, Sauermilch, milchsauer vergorenes Gemüse. Zuviel Süßigkeiten und Weißmehlspeisen schädigen das Darmmilieu.

Gelb-grünes Gemüse schützt

Über die Bedeutung des Vitamin A bei der Krebsentstehung und bei der Behandlung ist bereits gesprochen worden. Anlaß für die Forschung waren Untersuchungen in England und Norwegen, wonach Raucher mit Lungenkrebs fast immer an einem Vitamin-A-Mangel litten. Die Frage war aber offen geblieben, ob in der täglichen Ernährung das fertige Vitamin A oder dessen Vorstufe, das Beta-Karotin, der bessere Krebsschutz ist. Japanische und englische Forscher haben das untersucht und eine Antwort gefunden: Karotin eignet sich besser zur Prophylaxe.

In Japan wurden die Ernährungsgewohnheiten von 265 000 Männern und Frauen, alle über 40 Jahre alt, untersucht. An Krebs erkrankten vorwiegend jene, die nur wenig gelb-grünes Gemüse aßen. Fast alle so gefärbten Gemüse enthalten reichlich Beta-Karotin. Englische Forscher kamen zu dem Ergebnis, daß es zwar mit reinem Vitamin A aus tierischen Lebensmitteln (Leber, Fleisch) gelingt, den Vitamin-A-Spiegel im Blut auf die normale Höhe zu heben, nicht aber darüber hinaus, wie es zu einer wirksamen Krebsprophylaxe vermutlich nötig wäre. Zuviel aufgenommenes Vitamin A wird von der Leber gespeichert. Sie kann das bis zu einem ganzen Jahresvorrat. Anders ist das mit dem Beta-Karotin. Seine Konzentration im Blut erhöht sich entsprechend der Einnahme, bis schließlich sogar die Haut gelb gefärbt wird. Daraus schließen die Forscher, daß nicht so sehr der relativ konstante Vitamin-A-Spiegel im Blut die Schleimhäute vor Entartung schützt, sondern daß es eher das Karotin ist. Es sollte ständig in hoher Konzentration im Blut vorhanden sein. Zu Nebenwirkungen (wie beim Vitamin A) kann es nicht kommen, da überschüssiges Karotin wieder ausgeschieden wird.

Daß auch Karotin wie das Vitamin A eine krebshemmende Wirkung hat, wies Professor *Seifter* vom Einstein-College in New York nach. Im Tierversuch gelang es ihm, Geschwülste auszuheilen, wenn er den Tieren neben der Chemotherapie und Bestrahlung Karotin eingab, in der 20fachen Höhe des normalen Tagesbedarfs. „Die Zeit ist endlich reif für einen Versuch am Menschen", sagte der Professor.

Dieser Versuch hat begonnen: In den USA wollen 25 000 Ärzte in einer Großstudie an sich selbst klären, ob Karotin vor bösartigen Neubildungen schützen kann und vor welchen. Das könnten alle Plattenepithel-Karzinome sein — und damit die Masse der uns bedrohenden Tumore. Plattenepithel ist die Deckschicht innerer Organe, vor allem also die Schleimhaut. Von der Mundhöhle bis zum Enddarm reicht sie. Die Lunge, die Harnwege, die weiblichen

Geschlechtsteile sind damit ausgekleidet. Dieser ganze Bereich könnte durch Karotin oder Vitamin A geschützt werden.

Für ihren hohen Gehalt an Karotin ist die gelbe Möhre bekannt. Ein grünes Gemüse mit noch höherem Gehalt ist Spinat. Mit 75 Gramm Karotten oder 60 Gramm Spinat läßt sich der Tagesbedarf eines Menschen an Karotin decken. Der hannoversche Arzt Dr. *Nieper* empfiehlt seit langem, täglich ein bis zwei Glas Möhrensaft zu trinken, mit einem Klecks Sahne drauf, weil Karotin oder Vitamin A nur zusammen mit Fett vom Stoffwechsel aufgenommen werden können. Reich an Karotin sind auch Petersilie (Blätter), Aprikosen, Kopfsalat, grüne Paprika, Tomaten und Blattkohl.

Fisch und Hefe

Über die Bedeutung der B-Vitamine am Krebsgeschehen ist wenig bekannt. Einen Hinweis geben die Untersuchungen von Professor *Massimo Crespi* in China. Hier ist Krebs der Speiseröhre weit verbreitet. Bei Untersuchungen der Eßgewohnheiten kam heraus, daß alle Kranken einen Mangel an Vitamin B 2 aufwiesen. Weitere Untersuchungen ergaben, daß selbst starke Reizungen oder Schädigungen der Speiseröhre nicht zu Zellentartungen führen, wenn mit der Nahrung genügend B 2 (Riboflavin) zugeführt wird. Das Vitamin B 2 ist in Fisch und Fleisch enthalten, besonders reichhaltig in Bierhefe.

Zitronen alleine reichen nicht

Über die Vitamin-C-Prophylaxe ist schon mehrfach gesprochen worden. Dieses Vitamin verhindert die Bildung der Nitrosamine, die als Mitverursacher mehrerer Krebsarten (Magen, Darm, Leber vor allem) angesehen werden. Japanische Ärzte konnten nun zeigen, daß sich diese giftigen Verbindungen im Darm je nach Kostart unterschiedlich stark bilden. So entstehen sie bei der westlichen Zivilisationskost in einer Menge, die um das Zehnfache höher liegt als bei der traditionellen japanischen Ernährungsweise. Die Japaner essen weniger Fleisch, aber mehr Fisch und Gemüse. Wie hoch die Menge an Vitamin C sein muß, um die Nitrosaminbildung zu stoppen, ist noch nicht endgültig abgeklärt. Klinische Versuche sprechen dafür, daß die mit einer normalen Kost aufgenommene Vitamin-C-Menge nicht ausreicht. Als normaler Tagesbedarf gelten 75 bis 100 Milligramm Ascorbinsäure. Die neuen Forschungen deuten aber darauf hin, daß ein wirksamer Schutz erst mit der zehnfachen Menge möglich ist, mit Dosen also, die über einem Gramm Ascorbinsäure pro Tag liegen. Soviel aber kann kaum jemand mit der normalen Kost zu sich nehmen.

Grund-Diät

Aus diesen und anderen Untersuchungen lassen sich die wichtigsten Regeln für eine Grunddiät oder Basiskost zum Schutz vor Erkrankungen und zur Unterstützung anderer Heilmaßnahmen beim Kranken aufstellen.

- Die Kost soll nicht zu reichhaltig sein. Der normale Kalorienbedarf des Menschen soll nicht überschritten werden. Eine „Mastkur“ hat eher negative Auswirkungen.
- Die Kost soll genügend Ballast-Stoffe enthalten. Obst (nicht Säfte), Gemüse, Salate und Vollkornerzeugnisse enthalten die benötigten Faserstoffe. Gegebenenfalls kann der Bedarf durch Kleie oder Leinsamen ergänzt werden.
- Die Kost soll möglichst naturbelassen verzehrt werden. Was nicht gekocht oder gebraten werden muß, sollte es auch nicht werden.
- Fett sollte höchstens ein Drittel des täglichen Kalorienbedarfs liefern. Das wären 60 bis 80 Gramm pro Tag, einschließlich der versteckten Fette in Fleischwaren und Milcherzeugnissen. Butter oder andere tierische Fette sind nicht verboten, aber sie sollten nur die eine Hälfte des Fettbedarfs decken. Die andere soll aus pflanzlichen Quellen gedeckt werden, in Form hochwertiger Öle und Margarine.
- Fleisch gehört nicht täglich auf den Tisch. Bei unseren Vorfahren gab es das nur sonntags. Der Eiweißbedarf kann genauso gut, vermutlich besser, aus pflanzlichen Quellen und aus Milchprodukten gedeckt werden.
- Zu jeder Mahlzeit sollen Obst, Salate und Gemüse gegessen werden.

- Alle „leeren Kalorien", also Industriezucker und Produkte aus weißem Mehl, sind zu meiden. Sie verbrauchen Lebenskraft, liefern aber keine. Allerdings schadet es auch nicht, wenn gelegentlich mal ein Stück Torte genascht wird.
- Sechs kleine Mahlzeiten sind besser als drei große.
- Geräucherte, marinierte oder mit viel Salz konservierte Lebensmittel sollen nur selten auf den Tisch kommen.
- Schädlich unter den Genußmitteln ist nur die Zigarette. Alkohol kann in kleinen Mengen getrunken werden. Von Kaffee und Tee ist nicht bekannt, daß sie schaden könnten, zumindest nicht in normalen Mengen.
- Getrunken werden sollen täglich mindestens zwei Liter Flüssigkeit.

Diese „Grunddiät" kann bis zu rein vegetarischer Kost hin abgewandelt werden. Auf Milchprodukte und Eier sollte aber niemals verzichtet werden. Wer darüber hinaus etwas tun will — und das kommt eigentlich nur für Erkrankte in Frage — kann die Kost noch durch Rote Bete ergänzen, denen eine krebshemmende Kraft nachgesagt wird. Auch andere Aufbaumittel wie Pollen, Weizenkeime, Hefepräparate und stärkende Tonika können den Organismus kräftigen. In den Bereich der diätetischen Zusatzbehandlung gehören auch die verschiedensten Kräutertees.

Abschließend soll aber noch einmal betont werden, daß man von der Ernährung keine Wunder erwarten darf. Die Grunddiät ist eine Maßnahme mit einer ausgesprochenen Langzeitwirkung. Sie sollte daher auch lange, am besten für immer, beibehalten werden. Noch günstiger wäre es sicher, sich schon als Gesunder an diese Regeln der Ernährung zu halten. In der Krebsvorbeugung ist die Grunddiät mit Bestimmtheit noch wirkungsvoller und erfolgreicher.

Nachsorge — Nachbehandlung

„Wenn alle Möglichkeiten der Krebsabwehr richtig genutzt würden, könnten wir schon viel weiter sein", sagte Professor Dr. *Otto Westphal*, als er für das Heidelberger Forschungszentrum ein Überwärmungsgerät für die Nachbehandlung bestellte. Aber wie weit könnten wir sein? Und mit welchen Mitteln wäre das möglich?

In den Worten von Professor *Westphal* ist ein kritischer Unterton nicht zu überhören. „Wenn alle Möglichkeiten genutzt würden", heißt ja, daß noch nicht alle Möglichkeiten genutzt werden. Diese Kritik zielt weitgehend in Richtung „Krebsnachsorge", so wie sie jetzt noch betrieben wird. Dr. *Karlheinz Caspers* spricht von einem „fatalen" Begriff. Viele Kranke werden durch ihn in falscher Sicherheit gewiegt, glauben sie doch, daß nun nach der Operation oder anderen klinischen Therapien alles für sie getan werde. Dabei beschränkt sich die jetzt geübte Nachsorge weitgehend auf die medizinische Beobachtung des Patienten, sowie auf seine soziale und psychische Betreuung. Diese Bemühungen sind nicht zu unterschätzen — aber können, dürfen sie alles sein?

Sehen wir uns das durchschnittliche Schicksal einer Frau mit Brustkrebs als Beispiel an: In der Klinik ist sie operiert worden. Dann wird sie nach Hause entlassen, mit dem tröstenden und hoffnungsvollen Hinweis: „Wir haben alle bösartigen Zellen entfernt, Sie sind jetzt gesund." Sie wird gebeten, „rein vorsichtshalber" alle drei Monate zu einer Nachuntersuchung zu kommen; sie wird auf die Möglichkeit der gesetzlichen Nachsorgekuren hingewiesen und darauf, daß sie nun einen Behindertenausweis beantragen kann. Wenn sie Glück hat, trifft sie auf eine sehr aktive Selbsthilfegruppe und erhält dort weitere wertvolle Ratschläge und Hilfestellungen. Nicht wenige Patientinnen (und Patienten) aber scheuen die Gruppe oder die Kurkliniken, in denen sie nur „Schicksalsgenossen" begegnen. Oder sie halten das alles nicht für nötig, weil der Arzt in der Klinik ja gesagt hat, sie seien seit der Entfernung des Tumors gesund.

Zu Hause lebt die Kranke dann weiter wie vorher, so als ob nichts geschehen wäre. Zumindest versucht sie, so zu leben. Denn eine unterschwellige Angst bleibt noch lange ihr Begleiter. Pünktlich findet sie sich zunächst zur Nachuntersuchung ein. Jedes negative Ergebnis (kein Befund für einen Rückfall) stärkt ihre Hoffnung, mindert die Angst. Schließlich glaubt sie, daß sie die schlimme Krankheit überwunden hat.

Und dann kommt doch der Rückfall. In den Lymphknoten, in der Lunge oder in den Knochen werden Metastasen entdeckt. Nun beginnt wieder die Tortur der Therapien mit hochgiftigen Zytostatika oder erschöpfenden Bestrahlungen. Nun hört sie auch von Ärzten oder anderen Personen, daß die Chancen auf Heilung sehr gering geworden seien. Und jetzt werden für viele Kranke die „Außenseiter" zur letzten Hoffnung. Jetzt sollen Mistel, Thymus, Zellen und andere Mittel bewirken, was andere Therapien nicht geschafft haben.

Durch dieses Beispiel, das ähnlich für fast alle Krebserkrankungen zutrifft, soll niemand unnötig verängstigt werden. Es soll nur eindringlich auf die große Lücke im jetzigen Nachsorgeprogramm hinweisen: Zur Verhütung des Rückfalls wird nichts — oder fast nichts — getan. Die Nachsorge beschränkt sich weitgehend darauf, die Bildung von Metastasen möglichst frühzeitig zu erkennen. Sie ist passiv. Dabei müßte es das dringlichste Ziel jeder Nachsorge sein, die Metastasen gar nicht erst entstehen zu lassen. „Die Nachsorge muß zur aktiven Nachbehandlung erweitert werden", fordern die Immuntherapeuten.

Verhütung von Metastasen

Kaum ein Krebskranker, so hat es Professor *Krokowski* einmal gesagt, stirbt an seinem Primärtumor. Besiegelt wird sein Schicksal durch die Tochtergeschwülste. Die Metastasenbildung ist das große Problem jeder Therapie. Beim Brustkrebs tritt dieser Rückfall im Durchschnitt 21,2 Monate nach der Erstbehandlung auf. Und es hat keinen Sinn, dieses Problem zu verschweigen oder darum herum zu reden. Von der Gefahr, daß sich nach der Operation, so gut sie auch immer verlaufen sein mag, Metastasen bilden können, sollte auch gegenüber dem Kranken immer gesprochen werden. Gerade die Nachbehandlung erfordert den mündigen Patienten, einen, der die Zusammenhänge wenigstens in großen Zügen versteht, der mitreden und mitbeurteilen kann, und der aus Einsicht bereit ist, weitere Therapiemaßnahmen mitzumachen und teilweise auch zu erdulden.

Der Heidelberger Anatomieprofessor und Präsident der Gesellschaft für Biologische Krebsabwehr, Dr. *Albert Landsberger*, spricht von den „latenten Metastasen". Damit ist folgendes gemeint: Auch wenn ein Tumor relativ früh erkannt wird, haben sich häufig schon vor der Diagnose winzige Tochtergeschwülste abgesiedelt. Bei einem

Tumor von etwa einem Zentimeter ist das bereits in 30 Prozent der Fälle geschehen. Bei zwei Zentimeter Tumordurchmesser ist das mindestens zu 50 Prozent der Fall. Diese Mikrometastasen sind klinisch nicht oder nur selten feststellbar. Im Einzelfall kann also kein Arzt seinem Patienten garantieren, daß noch keine Absiedlungen vorhanden sind. Er kann nur ein „wahrscheinliches" Urteil abgeben. Bei der Diagnose und bei der Operation können weitere Krebsabsiedlungen erfolgen. „Die Bekämpfung der Metastasen muß daher spätestens sofort nach der Operation erfolgen", fordert Professor *Landsberger.*

Mit den konventionellen Therapien, wie sie in Kliniken angewendet werden, ist das nur beschränkt möglich. Operation, Bestrahlung oder Chemotherapie sind die schweren Geschütze für die akute Behandlung. Sie sind auch angezeigt, wenn sich bei der Erstbehandlung herausstellt, daß bereits Tochtergeschwülste vorhanden sind. Dann handelt es sich um ein „generalisiertes Tumorleiden", die Krankheit hat schon mehr als nur ein Organ erfaßt. In diesen Fällen sind die schweren Waffen angebracht, geht es doch darum, möglichst schnell möglichst viele Tumorzellen zu zerstören.

Alle Bemühungen der Metastasenverhütung gehören zur „adjuvanten Therapie", also einer zusätzlichen, beziehungsweise begleitenden Behandlung. Sie ist sowohl mit Strahlen, Zytostatika als auch mit Hormonen vielfach versucht worden. Auch heute laufen in vielen Kliniken Behandlungsstudien in dieser Richtung. Die Erfolge sind jedoch nur spärlich oder noch häufiger deprimierend. Professor *Sauter,* der noch 1981 solchen Therapien gewisse Erfolgsaussichten einräumte, warnte zwei Jahre später davor. Bei Frauen mit Brustkrebs sei die adjuvante Chemotherapie eine „unnötige Quälerei". Das Auftreten von Metastasen lasse sich bestenfalls ein wenig verzögern, nicht aber verhindern. Diese Mißerfolge liegen in den schweren Nebenwirkungen dieser Mittel begründet. Durch die Schwächung des Patienten könnten sie sogar langfristig das Auftreten von Tochtergeschwülsten und Zweittumoren begünstigen.

Professor *Sauter* vom Institut für medizinische Onkologie der Universität Bern hält eine adjuvante Chemotherapie im Grunde nur bei den nicht organgebundenen Krebsen für sinnvoll. Das wären die verschiedenen Formen von Blut- und Lymphdrüsenkrebs, sowie — mit Einschränkungen — auch Knochenkrebs (Osteosarkom). Bei fast allen Organkrebsen ist die adjuvante Chemotherapie in ihrem Erfolg mehr als unsicher. Zu bedenken gibt der Schweizer Onkologe auch, daß Teilerfolge nicht dazu berechtigen, nun alle Patienten auf Verdacht dieser aggressiven Therapie auszusetzen. „Nachteile der Therapie können nicht nur kurz-, mittel- und langfristige Nebenwirkungen sein, sondern auch die Gefahr, eine ungekannte Zahl von Patienten mit invasiven Maßnahmen zu behandeln, die einer solchen Behandlung gar nicht bedürfen."

Die konventionelle Medizin verfügt also kaum über Mittel zu einer erfolgreichen Metastasenprophylaxe. Hier öffnet sich nun ein weites Feld für die biologische Immuntherapie. „Die klinische Therapie hat erreicht, daß die Überlebenszeit vieler Kranker verlängert, daß ein Teil endgültig geheilt wird", faßte die Ärztin Dr. *Gertrud Vietor* aus Northeim auf einem Kongreß die Ergebnisse der Behandlung und Nachsorge zusammen. „Sie hat aber meist nur den Tumor beseitigt. Die Ursachen wirken weiter. Überwinden aber können nur diejenigen ihre Krankheit, deren Organismus fähig ist, restliche Tumorzellen zu zerstören und ihre Neubildung zu verhindern."

Biologische Nachbehandlung

Wie könnte nun eine biologische Nachbehandlung oder Zusatztherapie aussehen? Zusammenfassend sei hier zunächst einmal festgehalten:

- Krebs entsteht vorwiegend auf dem Boden einer chronischen Immunschwäche, die vor allem durch das Alter, durch seelischen Streß und durch Stoffwechselstörungen (Tumormilieu) ausgelöst wird.
- Ein gesundes körpereigenes Abwehrsystem ist in der Lage, Tumorzellen aus eigener Kraft zu unterdrücken oder zu beseitigen.
- Ein geschwächtes Immunsystem kann durch biologische Mittel und Änderungen in der Lebensweise so gestärkt werden, daß es wieder abwehrfähig wird.
- Die biologischen Mittel zur Abwehrstärkung haben keine nennenswerten Nebenwirkungen, so daß sie ohne Bedenken auch vorbeugend eingesetzt werden können.

Das Nachsorgekonzept, wie es von der Gesellschaft für Biologische Krebsabwehr vertreten wird, will sich nicht mit dem „Abwarten“ begnügen. Dieses Programm fordert: „Keine Krebsoperation mehr ohne anschließende Stärkung des Immunsystems! Keine Chemo- oder Strahlentherapie ohne gleichzeitigen Immunschutz!“

Diese Immuntherapie im weitesten Sinne muß oder sollte bei allen Tumorpatienten angewendet werden — auch wenn einige darunter sind, die ihrer vielleicht nicht bedürfen. Aber es kann ja im Einzelfall niemand wissen, ob nicht doch schon latente Metastasen vorhanden sind. Außerdem muß bedacht werden, daß ein Tumor nur das äußere Zeichen einer inneren Krankheit ist. Gerade die beim Brustkrebs seltenen, aber doch vorkommenden „Spätmetastasen“ oder Zweiterkrankungen an der anderen Brust sind wohl mit Sicherheit darauf zurückzuführen, daß die Erstbehandlung zwar den Tumor, nicht aber die Grundkrankheit beseitigt hat.

Bei einer biologisch orientierten Nachbehandlung sollten zwei Gruppen von Mitteln und Methoden unterschieden werden:

- die direkten Immunstärker,
- die Mittel, die langfristig jenes Krebsmilieu beseitigen, das erst zum Ausbruch der Krankheit geführt hat.

Eine wirksame Nachbehandlung müßte eine Kombination beider Mittel sein. Leider geschieht das noch nicht immer. Viele Therapeuten begnügen sich mit der Immunstärkung, andere bevorzugen die langfristig wirkenden Mittel, und einige setzen alles ein, was irgendwie wirken könnte. Da viele dieser Mittel von den Krankenkassen noch nicht ersetzt werden, ist das oft auch eine Kostenfrage für die Patienten. Ein optimal wirksames, nicht zu kostspieliges Therapiekonzept muß sicher noch entwickelt werden. Für den Kranken führt die Vielzahl der angepriesenen und angewandten Mittel auch zur Verwirrung. Diese therapeutische Vielfalt ist aus der Geschichte der Immuntherapie heraus erklärlich. Jeder Therapeut hat sich sein Programm erarbeitet, aus eigener, allerdings subjektiver Erfahrung. Unter dem Weizen ist sicher auch noch einige Spreu.

Fünf-Punkte-Sofortprogramm

Auch die Nachbehandlung kann nicht nach einem festen Schema durchgeführt werden. Sie muß sich nach der Art und dem Stadium der Erkrankung richten. Fertige, gesicherte Therapiemodelle gibt es nicht. Aber aus den Erfahrungen von zahlreichen Immuntherapeuten lassen sich einige Regeln für die Nachbehandlung herausfiltern. Das bleibt natürlich eine etwas subjektive und persönliche Auffassung und Auswahl des Autors. Doch sie soll hier gewagt werden:

1. Unbedingt notwendig ist sofort nach der Erstbehandlung (Operation) eine Immunstärkung, die den Kranken möglichst schnell aus der Abwehrschwäche herausführt. Ein schnell wirkendes Präparat scheint der Thymus-Gesamt-Extrakt nach Dr. *Sandberg* (THX) zu sein. Es eignen sich aber auch Zellpräparate und Mistelextrakte.

2. Wenn möglich, sollte die erste Immunkur mit einer Sauerstoff-Therapie kombiniert werden. Das kann in der Form der Sauerstoff-Mehrschritt-Immun-Stimulation nach Prof. *von Ardenne* geschehen oder durch zusätzliche Ozon-Therapie (HOT).

3. Die Wirkung der Immunkur kann verstärkt werden durch die Einnahme von Vitaminen. Vom Vitamin C sollten bis zu zehn Gramm täglich genommen werden. Wenn bei bestimmten Krebsarten Vitamin A Erfolg verspricht, soll es bis an die Grenze des Verträglichen dosiert werden.

4. Proteolytische Enzyme beschleunigen den Abbau von Tumorzellen und giftigen Auflösungsprodukten.

5. In schweren Fällen, etwa wenn schon Metastasen vorhanden sind oder wenn mit hoher Wahrscheinlichkeit damit gerechnet werden muß, kann eine Überwärmung zusätzlich Erfolg bringen. Sie kann durch medikamentöse Erzeugung von Fieber oder durch technische Hilfsmittel (Wärmestrahler) erfolgen. Erst wenige Ärzte verfügen über die notwendigen Erfahrungen und Einrichtungen.

Dieses Fünf-Punkte-Programm ist als Sofortprogramm anzusehen. Es stellt eine optimale Ausnutzung aller Möglichkeiten dar, die aber sicher nicht in jedem Fall voll angewandt werden müssen oder können. Unverzichtbar sollte der Punkt 1 sein. Diese erste Immunkur dauert etwa drei bis vier Wochen.

In den Fällen, in denen der Kranke nach der Operation noch in der Klinik verbleibt, um eine Strahlen- oder Chemotherapie zu bekommen, ist es in dieser Form nicht durchführbar. Dann sollte — nach Absprache mit dem Klinikarzt — die Immuntherapie „begleitend" durchgeführt werden. Die Immunstärker Thymus, Zellen oder Mistel werden in den Intervallen (Pausen) der klinischen Behandlung gespritzt. Nach allen Erfahrungen können diese Mittel ohne Risiko in dieser Weise eingesetzt werden, also neben der Chemo- oder Strahlentherapie.

Langzeitprogramm

Das Sofortprogramm muß dann in ein langfristiges Nachbehandlungsprogramm übergeleitet werden. Alle bisherigen Erfahrungen zeigen nämlich, daß die Immuntherapie nur dann wirklich Erfolg bringt, wenn sie ohne Unterbrechung lange genug durchgeführt wird. Vor allem müssen jetzt jene Maßnahmen eingeleitet werden, die das Immunsystem stabilisieren und die Ursachen dafür beseitigen, daß es überhaupt geschwächt wurde. Dr. *Issels* spricht auch von einer Basistherapie, ohne die eine alleinige Immunstärkung letztlich erfolglos bleibt. Dieses „Langzeitprogramm" könnte so aussehen:

1. Die Immunstärkung muß weitergeführt werden. Dafür bieten sich vor allen wieder Thymus-, Zell- oder Mistelpräparate an. Sie werden nach den Richtlinien der Hersteller verabreicht. Es gibt keine Hinweise dafür, daß eins der Mittel in der Langzeitwirkung dem anderen überlegen ist. Da sie an verschiedenen Punkten des Immunsystems ansetzen, könnte es ratsam sein, die Mittel nach gewisser Zeit zu wechseln. In schweren Fällen werden auch zwei der Mittel zu gleicher Zeit verabreicht.

2. Die Ernährung muß umgestellt werden. Es gibt zwar keine Krebsdiät im Sinne einer Heildiät, aber die richtige Ernährung ist ein wesentlicher Punkt, um die Heilung zu fördern. Das Ziel muß es sein, dem Körper alle benötigten Vitalstoffe in ausreichender Menge und Qualität zuzuführen, die Darmflora zu normalisieren und die Bildung von Schlacken und Toxinen zu vermeiden. Die näheren Hinweise finden Sie im Kapitel „Ernährung".

3. Wenn Entzündungsherde an den Zähnen, den Mandeln oder in den Nebenhöhlen vorliegen, sollten sie beseitigt werden. Neuraltherapeuten haben ein gutes Gespür dafür und heilende Mittel.

Hinzu kommen sollte eine Darmsanierung, erreichbar durch Milchzucker, Hefepräparate oder durch Symbioselenkung, bei der die nützlichen Darmbakterien direkt zugeführt werden. Störungen im Stoffwechsel, etwa bei Leberleiden, Nierenschwäche und anderen Störungen können gut durch Organseren, durch Zellpräparate oder durch homöopathische oder pflanzliche Mittel behandelt werden.

4. Inwieweit Enzyme und Vitamine noch zusätzlich weitergegeben werden sollten, muß im Einzelfall entschieden werden. Auch der Einsatz anderer biologischer Aufbaumittel liegt in der Entscheidung des Therapeuten.
5. Eine Maßnahme, deren Wirksamkeit umstritten ist, wäre das Aufspüren von eventuellen Erdstrahlen. Sind sie vorhanden, brauchen oft nur das Bett oder der Schreibtisch umgestellt zu werden.

Dieser Katalog für eine Langzeitnachbehandlung ist sicher nicht vollständig. Im Einzelfall können durchaus weitere Maßnahmen notwendig erscheinen. In anderen Fällen können vielleicht einzelne Therapien unterbleiben. Auch diese Aufzählung ist nur als roter Faden gedacht, als Hinweis dafür, worauf alles zu achten ist.

Daneben bleibt es äußerst wichtig, das klinische Nachsorgeprogramm einzuhalten, vor allem die regelmäßigen Kontrolluntersuchungen. Die Klinik verfügt über wirklich gute Diagnosemethoden. Und auch für Metastasen gilt: Je früher sie entdeckt werden, desto besser sind die Chancen der Therapie. Zu diesen Nachsorgeuntersuchungen gehören die Standardmethoden wie Röntgen, Thermographie, Ultraschall und Endoskopie (Magen- oder Darmspiegelungen). Scintigramme können sehr früh Absiedelungen in Knochen oder bestimmten Organen aufspüren. Dabei wird radioaktives Material benutzt, das sich bevorzugt in den Tumoren ablagert und dann durch seine Strahlung verrät. Hinzugekommen ist die sehr aufschlußreiche Computer-Tomographie, jetzt noch verbessert als Kern-Spin-Tomographie. Es gibt kaum noch einen Winkel des Körpers, den der Arzt nicht begutachten könnte.

Tumormarker

In immer breiterem Maße werden auch die Tumormarker eingesetzt. Jede Geschwulst, selbst die kleinste, sondert bestimmte Substanzen ab. Diese können jetzt schon teilweise durch Blutuntersuchungen aufgespürt werden. Vor allem drei Tumormarker haben inzwischen eine größere Bedeutung erlangt. Beim CEA-Test wird ein Antigen gemessen, das nicht nur vom Tumor, sondern seltsamerweise auch vom Embryo im Mutterleib vermehrt abgesondert wird, bei einer ganz normalen Schwangerschaft. Daher stammt auch der Name des Tests: Carcino-Embryonales-Antigen. Ein gesunder Erwachsener hat davon immer etwa zwei Nanogram (ng) im Blutserum. Bei der Krebsnachsorge gelten Erhöhungen auf über fünf ng als verdächtig, von über zehn ng als bedenklich. Allerdings kann auch beim Raucher der Wert so hoch sein, ohne daß Krebs vorliegt. Ebenso können Entzündungen den CEA-Test verfälschen. Auf ähnlicher Basis funktioniert der AFP-Test (Alpha-Feto-Protein-Test) bei dem ein Eiweißstoff gemessen wird, der sonst auch nur von Feten vermehrt abgesondert wird. Beim TPA-Test (TISSUE-Protein-Antigen) wird nach einem Tumorantigen gefahndet.

Alle drei Tests sind nicht hundertprozentig sicher. Der CEA-Test spricht am besten auf Geschwülste im Magen-Darm-Trakt an und auf Leberkrebs. Der AFP-Test markiert vor allem Leberkrebs (auch Metastasen), aber auch Leberzirrhose. Mit dem TPA-Test lassen sich Geschwülste in der Lunge, an der Haut, den Hoden, den weiblichen Geschlechtsorganen und Leukämien gut entdecken. Doch leider gibt es bei jedem der Tests noch falsch-positive Befunde (ein Krebs wird angezeigt, der nicht da ist) oder auch falsch-negative (eine vorhandene Geschwulst wird nicht angezeigt). Erst alle drei Tests zusammen angewendet, ergeben ein einigermaßen zuverlässiges Bild. In der Forschung wird jedoch mit Hochdruck an der Weiterentwicklung dieser Tests und an der Neuentwicklung anderer Tests gearbeitet. Mit Erfolgen ist bald zu rechnen — und dann wäre es noch besser möglich, Krebs schon zu entdecken, bevor er gefährliche Ausmaße angenommen hat.

In jüngster Zeit sind auch einige Tests entwickelt worden, mit denen sich die Stärke des Immunsystems messen läßt. Von einigen Therapeuten werden sie bereits angewandt. Sie sind jedoch noch verhältnismäßig umständlich, teuer und auch nicht ganz zuverlässig. Sie würden eine gezielte Immunstärkung möglich machen.

Auf die soziale und psychische Seite der Krebsnachsorge kann hier nicht ausführlich eingegangen werden. Darüber gibt es eine Reihe guter Literatur (siehe Verzeichnis). Auch die Selbsthilfegruppen können in diesem Bereich oft gute und meist bessere Hilfestellung geben als viele Ärzte. Ein besonders wichtiger Rat von Professor *Friedrich Douwes,* Chefarzt einer großen Nachsorgeklinik in Bad Sooden-Allendorf, soll hier jedoch nicht unterschlagen werden:

„Jeder Krebskranke soll so schnell wie möglich beruflich und sozial reaktiviert werden. Denn immer wieder zeigt es sich, daß Kranke, die sich fatal in ihr Schicksal ergeben, schlechtere Heilungschancen haben. Für eine vorzeitige Berentung gibt es im allgemeinen keine Begründung“, sagt Professor *Douwes.* „Die möglichst rasche Wiederaufnahme der beruflichen Tätigkeit ist sogar meist förderlicher als eine lange körperliche Schonung.“

Immunschutz vor der Operation

Zum Schluß dieses Kapitels sei noch auf eine Entwicklung hingewiesen, durch die die Ergebnisse der biologischen Krebsnachbehandlung weiter verbessert werden könnten. Unter den Immuntherapeuten werden immer mehr Stimmen laut, die fordern, mit der Immunstärkung noch früher zu beginnen — nämlich bereits vor der klinischen Therapie. Der Ausgangspunkt für diese Überlegungen ist einleuchtend. Wir wissen einmal, daß die Krebserkankung wesentlich durch eine Schwäche des Immunsystems begünstigt wird. Bekannt ist ferner, daß das Immunsystem durch den psychischen Streß während der Untersuchung- und Behandlungsphase sowie durch deren körperliche Belastungen weiter geschwächt wird. Wenn das aber so ist, so argumentieren diese Ärzte, warum wird dann nicht der Kranke schon vorher einer Immunstärkung unterzogen? Er käme mit einem aktivierten Immunstatus in die Klinik.

Die Behandlung würde ihn nicht so sehr strapazieren, der Absiedlung von Tumorzellen würde besser vorgebeugt. Den Einwand, daß dadurch wertvolle Behandlungszeit verloren ginge, lassen diese Ärzte nicht gelten. Ein Tumor, der fünf, zehn oder noch mehr Jahre unentdeckt im Körper gewachsen ist, kann in einer um drei oder vier Wochen verzögerten Operation kaum zusätzlichen Schaden anrichten. Diese Immunstärkung sollte nach dem Sofort-Programm durchgeführt werden. Sie könnte bereits beginnen, wenn die Untersuchungen noch laufen, etwa bei der ersten stichhaltigen Verdachtsdiagnose. Der Zeitverlust bis zur klinischen Therapie wäre dann gering. Wertvoll wären zumindest einige Thymus- oder Zellspritzen.

Wie läßt sich Krebs verhüten?

Vorsorge plus Frühbehandlung

Im alten China, so wird berichtet, wurde der Arzt von seinem Klienten nur so lange bezahlt, wie dieser gesund blieb. Der Doktor hatte also ein großes Interesse daran, möglichst wenig Kranke zu haben. Er mußte schon die Gesunden behandeln! Diese Form der Vorsorgemedizin ist sicher auf die heutigen Verhältnisse nicht übertragbar, jedenfalls nicht generell. Aber könnte die Krebskrankheit vielleicht eine Ausnahme sein? Es gibt Gründe, die dafür sprechen. Der entscheidende: Das Krebsproblem wird sich endgültig wohl nur über eine umfassende und aktive Vorsorge und Frühbehandlung lösen lassen. Warum?

1. Krebs gehört zu den Leiden, die, wenn sie ein bestimmtes Stadium überschritten haben, therapeutisch nur schwer zu beherrschen sind. Daran dürfte sich in absehbarer Zeit kaum etwas ändern. Bei der Behandlung werden noch lange auch äußerst aggressive und belastende Maßnahmen nötig sein. Wenn sich die durchschnittlichen Heilungsziffern durch eine immunbiologische Nachbehandlung von jetzt etwa 35 Prozent auf 50 oder 60 Prozent erhöhen ließen, wäre das ein schöner Erfolg. Vermutlich ließe sich aber noch mehr durch eine Frühbehandlung erreichen.
2. Die Krebskrankheit bietet sich mehr als andere Leiden für eine vorsorgliche Medizin an. Sie hat eine sehr lange Latenzzeit. Es vergehen im Durchschnitt etwa zehn Jahre, ehe das Leiden klinisch manifest wird. Wenn wir jährlich nur von 200 000 Neuerkrankungen in der Bundesrepublik ausgehen, so ergibt das eine bestürzende Rechnung: Unter uns leben ständig fast zwei Millionen Menschen, die diese Krankheit in sich tragen, ohne es zu wissen. In zwei oder in fünf Jahren werden sie es vom Arzt erfahren, dann, wenn es in vielen Fällen schon zu spät ist. In dieser Latenzphase aber wird, bisher jedenfalls, so gut wie nichts getan, um der sich langsam ausbreitenden Krankheit Einhalt zu gebieten. Und dabei wäre es vermutlich mit relativ harmlosen, einfachen und kostengünstigen Maßnahmen möglich, die Zellentartungen in diesem Stadium zu stoppen oder wieder rückgängig zu machen.

Drei Säulen

Wie könnte so ein aktives Vorsorgeprogramm aussehen? Was berechtigt zu den Hoffnungen, die insbesondere Immuntherapeuten darauf setzen? Nun, gehen wir bei der Beantwortung dieser und anderer Fragen der Reihe nach vor.

Auf drei Säulen müßte so ein erweitertes Vorsorgeprogramm beruhen:

1. Verbesserung der Früherkennungsmethoden und ihr breiter Einsatz bei allen krebsgefährdeten Personen.
2. Vorbeugende medizinische Maßnahmen.
3. Ausschaltung von krebsbegünstigenden Faktoren in unserer Lebensweise.

Für alle drei Säulen sind die Fundamente bereits gelegt. Die theoretische Grundlagen sind weitgehend geklärt. Die ersten praktischen Ergebnisse liegen vor — und sie sind positiv. Zu Säule 1: Bei den Krebsarten, bei denen eine wirkliche Früherkennung schon möglich ist, nähern sich die Heilungsraten langsam den hundert Prozent. Zu Säule 2: Personen, die schon in den mittleren Lebensjahren biologische Kuren zur Immunstärkung machen, erkranken seltener. Zu Säule 3: Durch eine Änderung der Ernährungsweise gehen schon jetzt einige Krebsarten deutlich zurück.

Aber stehen diese Hoffnungen nicht in einem gewissen Widerspruch zu der Erkenntnis über die Krebsentstehung? Dort war gesagt worden, daß jeder Mensch krebsgefährdet ist, daß in jeder Körperzelle die Onkogene gleichsam wie eine „Zeitzünderbombe“ eingebaut sind, die irgendwann die Zelle entarten lassen können. Nun, in diesem Zusammenhang war auch ein amerikanischer Forscher mit der Äußerung zitiert worden: „Wer knipst die Onkogene an?“

Es stimmt, daß jeder Mensch krebsgefährdet ist. Diese Veranlagung ist beim einen mehr, beim anderen weniger stark ausgeprägt. Doch grundsätzlich ist sie bei jedem vorhanden. Was wir jedoch weitgehend in der Hand haben, das ist der Schalter, mit dem „an- oder ausgeknipst“ werden kann. An diesem Schalter drehen — bildlich gesprochen — ständig die Kanzerogene und andere Auslösefaktoren (Streß, Tumormilieu). Und wenn dann noch mit zunehmendem Alter die Abwehrkräfte nachlassen, können sie den Krebs „anknipsen". Es käme also darauf an, das „Anknipsen" zu verhindern.

Was sich mit aktiver Vorsorge erreichen läßt, ist sicher dies: Das Auftreten der Krankheit läßt sich in ein immer höheres Lebensalter verschieben. Statt mit 60 oder 70 Jahren tritt sie dann erst mit 80 oder 90 Jahren auf. Dann verläuft sie meist sehr langsam und milde. Und damit wäre viel gewonnen, damit ließe sich leben!

Früherkennung

Beginnen wir also mit dem Vorsorgeprogramm! Als erste Säule ist die Früherkennung genannt worden. Im strengen Wortsinn wäre das keine Vorsorge im Sinne einer Verhütung. Doch es wäre eine wirksame Überlebensvorsorge (siehe Tabelle). Wie wirksam sie da heute schon sein kann, zeigt das Beispiel Brustkrebs. In der Studie einer New Yorker Versicherungsgesellschaft wurden zwei Gruppen von je 31 000 Frauen im Alter von 40 bis 60 Jahren über einen langen Zeitraum hinweg beobachtet. Bei der einen Gruppe handelte es sich um Frauen, die aktive Früherkennung betrieben. Sie ließen einmal im Jahr eine Palpation (Abtasten) und eine Mammographie (Röntgen) durchführen.

Die zweite Gruppe diente zum Vergleich. Diese Frauen betrieben keinerlei Vorsorge. Nach neun Jahren ergab sich: In der Gruppe mit der regelmäßigen Untersuchung war die Sterblichkeit an Brustkrebs um 30 Prozent geringer als in der anderen Gruppe.

Die bisher üblichen Früherkennungsmaßnahmen haben jedoch zwei Nachteile: Sie sind nur bei wenigen Krebsarten möglich und effektiv, und sie sind bis auf Ausnahmen nur „Späterkennungen". Von einer wirkungsvollen Früherkennungsuntersuchung fordert Professor *Krokowski,* daß sie die häufigsten Krebsarten erfaßt, daß sie sichere Aussagen schon im Frühstadium ermöglicht und daß sie dem „Noch-Gesunden" zumutbar ist. Außerdem müssen die Untersuchungen kostenmäßig tragbar bleiben.

Tab. 5: Die häufigsten Krebserkrankungen und die Bedeutung der Früherkennung

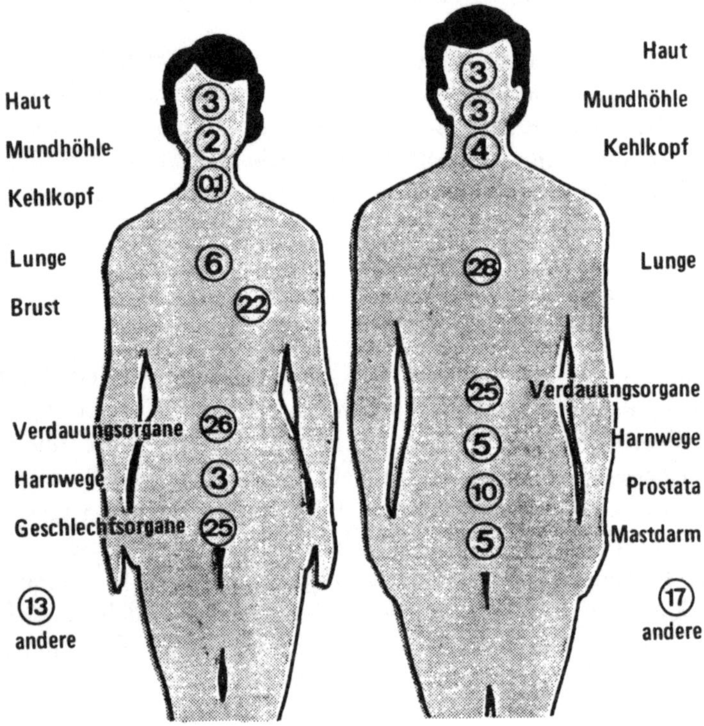

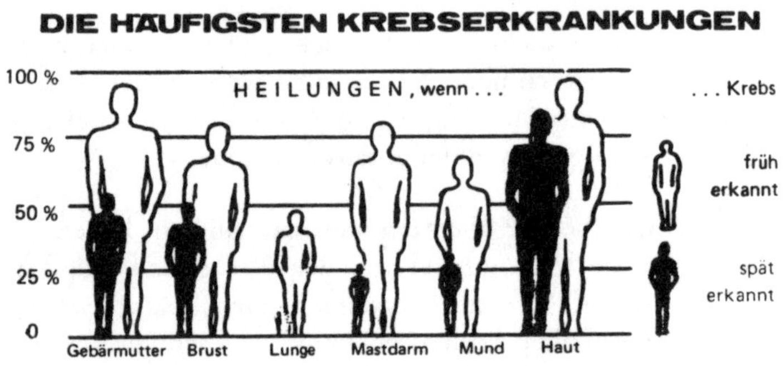

Getrennt für Frauen (links) und Männer geben die Zahlen in Prozent die Häufigkeit der verschiedenen Krebserkrankungen an. In der unteren Zeichnung sind die Heilungschancen bei Früherkennung (hell) und bei späterer Diagnose (dunkel) angegeben.

Fast alle diese Punkte werden jetzt nur unvollkommen erfüllt. Die häufigsten Krebsleiden bei beiden Geschlechtern sind Erkrankungen der Atmungsorgane, des Magen-Darmkanals, der Prostata, der harnableitenden Organe, sowie der Brustkrebs, der Unterleibskrebs und der Hautkrebs. Diese Krebsarten machen 80 Prozent aller Erkrankungen aus. Aber nur wenige sind der Früherkennung bisher zugänglich. Oder sie sind es nur beschränkt. Vorsorgliche Untersuchungen der Harnwege oder der Gebärmutter und Eierstöcke sind technisch aufwendig und kaum zumutbar. Ähnliches gilt für die Magenuntersuchung. Die Spiegelung kann nur bei Risikopatienten verantwortet werden. Reihenuntersuchungen der Lunge (Röntgen) bringen nicht die nötige Sicherheit. Geschwülste im noch behandelbaren Anfangsstadium werden zu häufig übersehen. Gering ist auch die Treffsicherheit beim Abtasten der Prostata. Von hundert verdächtigen Tastbefunden ist nur einer eine bösartige Wucherung, wie aus dem Hamburger Krebsregister hervorgeht. Außerdem ist Krebs der Vorsteherdrüse ein ausgesprochener Alterskrebs, der unbehandelt oft milder verläuft als unter aggressiver Therapie.

Nur einen Teilerfolg brachte bisher die Vorsorgeuntersuchung auf Brustkrebs. Zwar ist es möglich, durch Abtasten und Mammographie noch ein relativ frühes Stadium zu diagnostizieren, doch konnte die Gesamtsterblichkeit kaum reduziert werden. Ein Grund: Es ist nicht gelungen, jene Frauen zur Vorsorge zu bewegen, die am meisten bedroht sind, nämlich die über 50 Jahre. Durch verbesserte technische Untersuchungsverfahren bahnt sich jedoch ein Fortschritt an. Neben die Mammographie tritt die harmlose Untersuchung mit Schallwellen oder die Wärmemessung (Thermographie). Durch eine Kombination dieser Verfahren ist es schon gelungen, Geschwülste von nur einem halben Zentimeter aufzuspüren. Das wäre ein Stadium, in dem die Krankheit mit hoher Wahrscheinlichkeit geheilt werden kann — und das noch ohne radikalen Eingriff. Damit würde auch die größte Angst der Frauen beseitigt, mit der Behandlung die Brust zu verlieren.

Beim Cervix-Karzinom, dem Krebs am Gebärmuttermund, hat sich die Früherkennung bisher am besten bewährt. Weil dieser Teil der Gebärmutter einer direkten Betrachtung zugänglich ist, können sogar Präkanzerosen erkannt werden, sogenannte Karzinome in situ, als

Null-Stadium bezeichnet. Das macht eine äußerst schonende Behandlung möglich. Das im Vorstadium befindliche Gewebe kann konisch herausgeschnitten werden. Künftig dürfte die Behandlung noch schonender werden. Neuere Erkenntnisse gehen dahin, daß sich solche Vorstadien häufig von selbst wieder zurückbilden. Man könnte also abwarten und brauchte nicht gleich zum Messer zu greifen. Es dürfte sogar mit heute schon verfügbaren Mitteln möglich sein, die Rückbildungstendenz zu verstärken. Die Erfolge französischer Onkologen bei entsprechenden Vorstadien von Lungenkrebs mit Vitamin-A-Säuren (Retinoiden) sind ein Hinweis.

Darmkrebs läßt sich durch die Fahndung nach okkulten, äußerlich nicht sichtbaren Blutspuren im Stuhl (Hämoccult-Test) ebenfalls sehr frühzeitig aufspüren. Ein Nachteil dieser Methode ist noch, daß der Test so fein reagiert, daß zuviele „falsch-positive" Befunde herauskommen. Es werden auch harmlose Blutungsquellen aufgezeigt. Deshalb sind bei einem positiven Befund immer noch weitere, belastende und kostenträchtige Nachuntersuchungen nötig (Spiegelung, Röntgen). Das führt zu einer meist unnötigen physischen und psychischen Belastung beim Betroffenen. Der Nachteil sollte jedoch nicht überbewertet werden. Denn häufig sind auch die aufgespürten nicht krebsigen Blutungsquellen behandlungsbedürftig, weil daraus chronische Darmleiden entstehen können. Bei der operativen Behandlung des Darmkrebses — sofern er früh erkannt wird — sind jetzt Verfahren möglich, mit denen ein künstlicher Darmausgang in den meisten Fällen vermieden werden kann.

Auch der Hautkrebs, bis hin zum gefürchteten Melanom, ist der Früherkennung und damit einer aussichtsreichen Behandlung zugänglich. Wer auch nur geringe Veränderungen an Muttermalen bei sich entdeckt oder neu auftretende Male bemerkt, und wer dann ohne Zögern zum Arzt geht, kann mit fast hundertprozentiger Sicherheit auf Heilung rechnen.

Gleiches gilt für den seltenen Hodenkrebs. Er tritt bevorzugt im Alter von 20 bis 30 Jahren auf. Hier sind es neue Behandlungsmethoden, die den Fortschritt gebracht haben. Da sich knotige Veränderungen an dem Hoden leicht tasten lassen, sollten junge Männer diese Selbstuntersuchung unbedingt machen.

Die Gesamtbilanz der bisher betriebenen Vorsorge ist also nicht so negativ, wie sie zeitweise beurteilt wurde. Sie hat aber auch noch viele Schwächen. Einmal ist es nicht gelungen, die besonders gefährdeten Bevölkerungsgruppen über 50 Jahre zur Teilnahme zu motivieren. Zweitens führt die Vorsorge in vielen Fällen nicht auch zu Heilerfolgen. Und drittens sind die technischen Untersuchungsmethoden für ein Massenscreening, für die Untersuchung breiter Bevölkerungskreise, zu aufwendig. Sie sollten besonders Risikogruppen vorbehalten bleiben.

Für die eigentliche Früherkennung müssen Methoden angewendet werden, die einfacher, billiger, weniger belastend und dennoch aussagekräftig sind. Die schon in der Nachsorge angewendeten Tumormarker weisen die Richtung. Wenn es möglich ist, damit Rückfälle frühzeitig aufzuspüren, warum sollten sie nicht auch in der Vorsorge Verwendung finden? Allerdings müßte dann auch eine weitere Konsequenz gezogen werden: Bei Verdacht auf eine bösartige Erkrankung müssen auch auf Verdacht Mittel eingesetzt werden, die dieses sich anbahnende Tumorgeschehen unterbrechen können, zum Beispiel biologische Immunstärker. Ein Nachteil der Tumormarker würde dann keine Rolle spielen.

Dieser Nachteil ist folgender: Die biochemische Untersuchung von ein paar Blutstropfen ist „unspezifisch". Die Tumormarker zeigen an, daß sich im Körper Krebszellen ausbreiten, sie sagen aber wenig darüber aus, wo sich diese winzigen Krebsnester befinden. In der Nachsorge ist dieser Nachteil nicht so ausschlaggebend. Aus dem Sitz des Primärtumors läßt sich schließen, in welchem Körperbereich sich Metastasen abgesiedelt haben könnten. Gezielte Nachuntersuchungen sind möglich. Auch der Einsatz von Computertomographen oder Kernspin-Tomographen läßt sich rechtfertigen.

Wo aber soll man suchen, wenn der Tumormarker bei einem Menschen, der sich noch gesund fühlt, eine winzige Geschwulst anzeigt? Eine Stecknadel im Heuhaufen wäre leichter zu finden. Eine Operation wäre also nicht möglich. Die prophylaktische Anwendung von Strahlenkanonen oder Zytostatika verbietet sich wegen der schweren Nebenwirkungen. Die damit verbundene Immunschwächung könnte sogar die Ausbreitung des Tumors langfristig fördern. Soll man dem

Untersuchten sagen: Sie haben vermutlich Krebs, aber wir können nichts dagegen tun. Kommen Sie regelmäßig zur Beobachtung?

Frühbehandlung

Das scheint eine düstere, ausweglose Situation zu sein. Aber warum eigentlich? Warum soll nicht allgemein gemacht werden, was eine ganze Reihe von Immuntherapeuten schon bei sich selbst und bei ihren Patienten tun? Sie unterziehen sich dem Test durch Tumormarker und betreiben prophylaktische Immunstärkung. Sie sind überzeugt, daß sie sich selbst oder ihre Patienten damit vor Krebs schützen. Beweise dafür haben sie nicht, doch viele Anhaltspunkte und Erfahrungen. Sie haben zum Beispiel gesehen, daß sich bei der Nachbehandlung schlechte Werte eines Tumormarkers alleine durch Immuntherapie wieder bessern lassen. Und sie haben immer wieder erlebt, daß sich Metastasen unter Immuntherapie zurückbilden. Warum soll das nicht auch bei einem noch kleinen Primärtumor möglich sein, von dem man nicht weiß, wo er sitzt?

Theoretisch ist die medizinische Vorsorge (Säule 2) zu begründen: Es kann als bewiesen angesehen werden, daß ein mit biologischen Mitteln gestärktes Abwehrsystem in der Lage ist, Krebsgeschwülste bis zu einer gewissen Größe zu zerstören oder ihr Wachstum überhaupt zu verhindern. Unklarheiten bestehen nur darüber, bis zu welcher Größe das möglich ist. Es steht weiter fest, daß Krebsknoten in den meisten Fällen sehr langsam wachsen. Sie sind zumindest einige Jahre lang in dem Größenbereich, in dem die Immunstärkung wirksam ist (siehe Tabelle 6). In diesem Größenbereich werden Geschwülste teilweise auch schon von den Tumormarkern angezeigt. Nicht mit absoluter Genauigkeit, doch in einem hohen Prozentsatz aller Fälle. Was also spricht dagegen, die Tumormarker und die Immunstimulierung in das Vorsorgeprogramm mit einzubeziehen? Muß wirklich erst gewartet werden, bis jahrelange Studien die Wirksamkeit solcher Vorsorge bewiesen haben? Nachteilige Folgen für die Patienten können nicht entstehen. In den Fällen, in denen der Tumormarker versagt oder die Immuntherapie nicht greift, kann schlimmstenfalls das passieren, was jetzt noch alltäglich ist: Der Tumor wächst weiter und wird zu dem Zeitpunkt entdeckt, zu dem er ohne diese Vorsorge auch erst entdeckt werden würde. Wirkt dieses Vorsorgekonzept aber wie erhofft, dann könnte vielen Menschen das Schicksal einer schweren Erkrankung erspart werden.

Tab. 6: So entwickelt sich Krebs

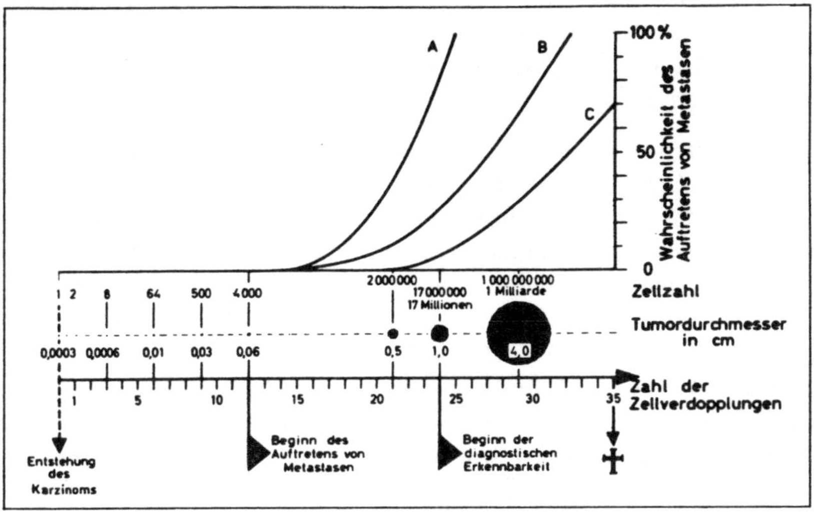

Diese Zeichnung macht deutlich, daß sich ein Tumor nur sehr langsam entwickelt. Erst nach 24 Zellverdoppelungen hat die Geschwulst eine Größe von einem Zentimeter erreicht und wird damit erkennbar. Bei einer durchschnittlichen Verdoppelungszeit von 100 Tagen sind bis dahin mindestens sieben Jahre, meist aber mehr, vergangen. Die oberen Kurven zeigen den Beginn der Metastasierung an, A für Bronchialkrebs, B für Brustkrebs und C für Nierenkrebs. Die Tumorverdoppelungszeiten sind bei einigen Krebsarten erheblich länger, so bei Brust- und Darmkrebs. Das Ziel einer wirksamen Therapie müßte es sein, die Geschwulst schon im Anfangsstadium, möglichst vor Beginn der Metastasenbildung zu bekämpfen. Das wäre am besten mit biologischen Mitteln zur Abwehrstärkung möglich, weil sie keine Nebenwirkungen haben.
Aus: Selecta, 23. 2. 81

Wie könnte nun so ein medizinisches Vorsorgeprogramm in der Praxis aussehen? Die meisten Krebserkrankungen treten bei Frauen ab dem 55., bei Männern ab dem 60. Lebensjahr auf. Das ist aber der Zeitpunkt der Diagnose. Die Krebsentwicklung begann sehr viel früher. Ärzte am Heidelberger Krebsforschungszentrum haben einmal berechnet, wann das geschieht. Bei einer Frau, deren Brustkrebs im Alter von 56 Jahren zu einer Geschwulst von über einem Zentimeter Durchmesser herangewachsen ist, hat sich die erste entartete Zelle etwa im Alter von 40 Jahren gebildet. 16 Jahre liegen zwischen Entstehung und Entdeckung. Einige Krebsarten wachsen zwar schneller, aber fünf bis zehn Jahre vergehen fast immer. Und nochmal sei die Frage erlaubt: Ist es verantwortbar, diese lange Entwicklungszeit medizinisch ungenutzt zu lassen?

Ein aktives Vorsorgeprogramm, das den Krebs im Anfangsstadium treffen will, müßte also bei Frauen etwa mit dem 40., bei Männern mit dem 45. Lebensjahr beginnen. Fällt der Tumortest negativ, also günstig aus, kann vermutlich auf andere therapeutische Maßnahmen verzichtet werden. Bei verdächtigem Ergebnis müßte eine Immunstärkung erfolgen. Wie häufig solche Tests mit Turmormarkern wiederholt werden müssen, läßt sich schwer sagen. Vielleicht genügt zunächst ein Abstand von mehreren Jahren. Ab 50 oder 55 sollte er wohl jährlich wiederholt werden. Bringt die Immunstärkung nach einigen Monaten keinen Rückgang der schlechten Werte, müßten andere diagnostische Maßnahmen eingeleitet werden. Versäumt worden wäre dann für den Betroffenen nichts.

Für die Immunstärkung im Falle eines positiven Resultats kommen die schon genannten Mittel in Frage. Die Behandlung sollte im Rahmen des für die Nachbehandlung empfohlenen Programmes erfolgen.

Denkbar ist auch auch eine Immunprophylaxe, ohne erst auf ein positives Resultat durch Testuntersuchungen zu warten. Da solche Aufbau- oder Stärkungskuren auch vor anderen Altersleiden schützen, sind schon viele gesundheitsbewußte Bürger dazu übergegangen, sich in jährlichem oder mehrjährigem Abstand Thymus, Zellen, Mistel oder ähnliche Präparate spritzen zu lassen. Die Wahl des Mittels ist auch eine finanzielle Frage.

Selbstvorsorge

Nun sollte sich niemand bei der Krebsvorsorge allein auf die medizinischen Möglichkeiten verlassen. Der Selbstvorsorge kommt eine erhebliche Bedeutung zu. Sie wäre die dritte Säule des Vorsorgeprogramms, mit einem neuen Begriff auch als „Primärprävention" bezeichnet. Sie beginnt zu Hause am Eßtisch. Die für die Nachbehandlung empfohlene Grunddiät (Kapitel Ernährung) wäre die Richtschnur. Denn mehr als eine Richtlinie soll sie nicht sein. Ständiger Genußverzicht aus Angst vor irgendeiner Krankheit nützt nicht viel. Es könnte auch das Gegenteil bewirkt werden: Ein mißgelaunter Mensch macht sich auch krankheitsanfällig.

Wenig Fett, wenig Zucker — viel Rohkost, viele Fasern sollte als Motto für die Ernährung gelten. Eine übertriebene Furcht vor Umweltgiften sollte vermieden werden. Sie ist sicher nicht nötig. Biologische Kost ist auch nicht frei davon, sie enthält generell nicht mehr und wertvollere Nährstoffe. Extreme Diäten bergen auch die Gefahr von mangelhafter, weil einseitiger Ernährung in sich.

Zur Primärprävention gehört ferner eine einigermaßen vernünftige Lebensweise. Mit der Einschränkung „einigermaßen" soll auch hier vor Übertreibung gewarnt werden. Denn wichtig bleibt, daß das Leben noch Freude macht. Die Genußmittel Kaffee und Tee stehen außerhalb jeden Verdachts, schaden zu können. Alkohol ist in kleinen Mengen sogar förderlich für die Gesundheit. Ein wirklich risikovolles Genußmittel ist nur das Rauchen. Nicht zu kurz kommen im täglichen Leben darf die Bewegung. Es gibt begründete Hinweise, daß regelmäßige Jogger nicht nur ihr Herz und den Kreislauf gesund erhalten, sondern sich durch die gesteigerte Sauerstoffaufnahme auch vor Krebs schützen.

Eine sicher sehr wirkungsvolle Vorsorge wäre es, es nicht zu chronischen Entzündungen kommen zu lassen. In entzündetem Gewebe bilden sich am ehesten Zellschäden wie Dysplasien heraus. Sie gelten als Vorstufe zum Krebs. Katarrhe des Unterleibs, der Harnwege und Geschlechtsorgane, Entzündungen des Magen-Darmtrakts, der Galle, der Atemwege sollten immer gründlich ausbehandelt werden. Günstig wäre es, dabei auf Antibiotika möglichst zu verzichten, weil diese das Abwehrsystem ungünstig beeinflussen können. Zahnherde und eiternde Mandeln sollte niemand mit sich herumschleppen.

Vergessen werden darf nicht die psychische Gesundheit. Allerdings ist es schwer, hier allgemein gültige Ratschläge zu geben. Mit seiner Seele muß letztenendes jeder selber ins Reine kommen. Und eine

Veranlagung zu bestimmten Verhaltensweisen läßt sich kaum durch gute Worte ändern. Aber ein wenig lassen sich „Glücklichsein" und „Lebensfreude" doch lernen und herbeiholen: Suchen Sie Erfolgserlebnisse, führen Sie Gespräche, füllen Sie Ihre Zeit bewußt aus, öffnen Sie sich der Liebe und der Zärtlichkeit. Kapseln Sie sich nicht ab, leben Sie möglichst aktiv. Nimmt belastender Streß überhand, so können entspannende Methoden helfen: Autogenes Training, gymnastische Entspannungsübungen, Yoga, Meditation. Diese Methoden sollen unter Anleitung einer Fachkraft gelernt werden.

Viel ist von Krebsgefährdeten und Risikopatienten die Rede. Für sie wären die geschilderten Vorsorgemaßnahmen natürlich besonders wichtig. Aber wer gehört dazu? Darüber sind sich auch die Fachleute nicht immer einig. Außerdem sind diese Gefährdungen immer statistischer Art. Sie sagen etwas über eine Gruppe von Menschen aus, niemals aber über den einzelnen. Außerdem erscheinen manche Risiken etwas an den Haaren herbeigezogen. So wäre eine Frau, die keinen Geschlechtsverkehr hat, doch möglichst früh Kinder bekommt und stillt, kaum durch Brust- oder Unterleibskrebs gefährden. Denn einerseits gelten früher und wechselnder Geschlechtsverkehr als Risiko, andererseits aber auch der Umstand, keine Kinder zu haben oder nicht gestillt zu haben.

Diese Vorbehalte sollen davor bewahren, unnötig in Krebsangst zu verfallen. Wenn man alle irgendwann schon einmal genannten Risikofaktoren völlig ernst nehmen würde, würde keiner mehr vor Angst schlafen können. Allerdings gibt es einige Risiken, die beachtet werden sollten. Zweifellos gehört ein starker Raucher zu den Risikoträgern. Während nur einer von hundert Nichtrauchern Lungenkrebs bekommt, sind es von den starken Rauchern zehn. Man spricht von einem zehnfachen Risiko. Gefährdet sind Menschen, die häufiger Magengeschwüre hatten oder am Magen operiert wurden. Bei Brustkrebs scheint eine gewisse Veranlagung erblich zu sein. Jedenfalls erkranken Frauen häufiger, deren Mütter oder Schwestern auch erkrankt sind. Von einer direkten Erblichkeit von Krebs kann jedoch nicht gesprochen werden. Weitergegeben werden an die Nachkommen kann nur eine etwas erhöhte Neigung zur Erkrankung. Es müssen die Erkrankungen auch in einem verhältnismäßig jungen Alter aufgetreten sein. Wessen Vater mit 80 Jahren an Darmkrebs erkrankte, muß nun selbst bestimmt nicht mit einem höheren Risiko rechnen.

Die meisten in der medizinischen Literatur genannten Risiken bewegen sich in der Größenordnung von zwei bis vier. Wenn vom doppelten oder dreifachen Risiko die Rede ist, so klingt das beängstigend, bedeutet aber nur, daß statt einem von hundert zwei, drei oder vier von hundert Personen an Krebs erkranken (rein statistisch). Dieser Faktor ist jedoch gering. Das Risiko eines Autounfalls ist höher.

Es ist also schwer zu sagen, wer nun wirklich ein Risikoträger ist. Im Grunde sind wir es wahrscheinlich alle mehr oder weniger. Ein unentdecktes Stoffwechselleiden kann eine größere Gefährdung darstellen, als die bekannten Faktoren. Bei genauerer Untersuchung ließen sich wohl bei den meisten Menschen Gründe finden, sie in die Gruppe der Gefährdeten einzustufen. Deshalb müssen bei Vorsorgeaktionen solche Unterscheidungen nicht unbedingt gemacht werden. Gefährdet sind wir alle.

Viele der hier als wünschenswert aufgezeigten Wege zur Krebsabwehr werden bestimmt nicht sobald gesetzlich oder offiziell befürwortet oder unterstützt werden. Es wird auch noch einige Zeit vergehen, ehe alle medizinischen Möglichkeiten auf Kassenrezept durchgeführt werden können — obwohl die Kranken- und Sozialversicherungen gegenüber der jetzigen Situation viel Geld sparen könnten. Das gilt für die Vorsorge wie für die Nachbehandlung. Hier kann nur an jeden appelliert werden, sich entsprechend seinen Möglichkeiten dafür einzusetzen, daß dies möglichst bald geschieht. Nur wenn die Betroffenen, ihre Angehörigen, wenn Ärzte und andere Heilberufler, wenn alle am Krebsproblem Interessierten sich in ihrem sozialen und politischen Umfeld dafür einsetzen — wenn sie „Druck von unten" machen, wird sich die Anerkennung biologischer Therapien beschleunigen lassen. Durch Unterstützung der Gesellschaft für Biologische Krebsabwehr können Sie viel dazu beitragen. Grundsätzlich aber gilt heute wie eh und je: Jeder ist auch selbst für seine Gesundheit verantwortlich. Warum also warten, bis die Kassen zahlen? Es geht um Ihre Gesundheit!

Anhang

Verzeichnis medizinischer Fachausdrücke

adjuvant

Begleitend, zusätzlich. Eine Therapie, die neben der Hauptbehandlung gegeben wird, oder anschließend, als Nachbehandlung.

Antigen

Jede körperfremde Substanz, die das → Immunsystem zur Bildung von → Antikörpern anregt. Bei Immunleiden können auch körpereigene Stoffe Antigen-Charakter annehmen. Die Antigene sind Eiweißverbindungen. Es sind sozusagen die „Markierungen", mit denen sich der Fremdstoff (Viren, Bakterien, Gifte) als artfremd verrät. Bei jeder Impfung beispielsweise werden dem Geimpften Antigene von bestimmten Erregern (Masern, Grippe usw.) zugeführt, so daß vorsorglich Antikörper gebildet werden können.

Antikörper

Substanz, die das Immunsystem zur Abwehr eingedrungener → Antigene bildet. Gegen jedes Antigen (theoretisch gibt es viele Millionen) bildet der Körper einen spezifischen Antikörper. Die Abwehr funktioniert nach dem Schlüssel-Schloß-System: Ein Antikörper (Schlüssel), der genau zum Antigen (Schloß) paßt, blockiert dieses, macht es unwirksam, oder für die Abwehrzellen kenntlich und angreifbar.

Anus praeter

Chirurgisch angelegte Öffnung in der Bauchdecke zur Darmentleerung (künstlicher Darmausgang).

beningne

Gutartig.

Biological Response Modificiers (BRM)

Zusammenfassender Begriff für alle Stoffe, natürlichen oder chemischen Ursprungs, die in der Lage sind, das Abwehrsystem zu einer Immunantwort zu bewegen.

Biopsie

Die Entnahme von Gewebe zur weiteren Untersuchung, bei Tumorverdacht auf Krebszellen.

Carcinoma in situ

Frühestes Krebsstadium, die Zellentartung hat sich noch nicht in die Tiefe oder Breite des Gewebes ausgedehnt.

Chemotherapie

Grundsätzlich jede Therapie mit chemischen Substanzen. In der Krebstherapie speziell die Verabreichung von zellschädigenden Präparaten, → Zytostatika.

Co-Kanzerogen

Substanz, die alleine meist harmlos ist, die aber die Krebsentstehung fördern kann, indem sie die Schädlichkeit eines → Kanzerogens steigert.

Disposition

Veranlagung zu einer Krankheit, meist angeboren.

Endoskopie

Untersuchung von Innenorganen des Körpers. Meist werden dazu dünne, biegsame Glasfaserschläuche benutzt, mit einer Lichtquelle an der Spitze. Durch das Endoskop kann der Arzt das Innere des Organs betrachten und auch kleine Operationen vornehmen. Man spricht von Koloskopie bei einer Darmuntersuchung, von Gastroskopie beim Magen oder von Bronchoskopie bei der Lunge und den Bronchien.

Exposition

Im medizinischen Sinne das Ausgesetztsein gegenüber krankmachenden Umweltfaktoren (Lärm, Streß, Erreger).

Exzision

Ausschneidung, die operative Entfernung kranker Gewebeteile oder Organe.

Gen

Bestandteil des Erbguts, zu Chromosomen aneinandergereiht. Einzelne oder mehrere Gene enthalten die Bauanleitung für Substanzen (Enzyme, Hormone, Antikörper u. a.), die von der Zelle oder vom Organismus benötigt werden.

generalisiert

In der → Onkologie eine Geschwulst, die sich durch → Metastasen weit in den ganzen Körper hinein verbreitet hat. Generalisierte Tumorleiden liegen auch bei den Blut- oder Lymphatischen Krebsen vor.

Hormontherapie

Behandlung mit Hormonen, meist gegengeschlechtlichen. Dadurch soll der Einfluß, den körpereigene, meist geschlechtliche Hormone, auf das Tumorwachstum ausüben, ausgeschaltet werden.

Ileostomie

Anlegen einer künstlichen Öffnung am Dünndarm (Ileum) zur Darmentleerung. Wird bei manchen Darmtumoren oder anderen Darmleiden nötig (→ Anus praeter).

Immunglobuline

Teile des Abwehrsystems. Sie tragen die Antikörper. Sie werden mit Buchstaben gekennzeichnet, etwa IgA, IgE usw.

Immunsystem

Zusammenfassender Begriff für die körpereigenen Abwehrkräfte. Man unterscheidet im Wesentlichen ein zelluläres (von Zelle) und ein humorales System. Bei der Krebsabwehr kommt dem zellulären System die Hauptaufgabe zu. Es besteht vor allem aus den

→ Lymphozyten. Zum humoralen System gehören besonders die → Immunglobuline. Zwischen beiden bestehen enge Wechselwirkungen.

Immuntherapie

Zusammenfassender Begriff für alle Therapieformen, deren Ziel es ist, die Abwehrkräfte des Körpers zu verstärken, um sie in die Lage zu versetzen, mit Fremdstoffen (Viren, Bakterien, Krebszellen) aus eigener Kraft fertig zu werden. Medizinisch wird auch von Immunmodulation oder Immunstimulation gesprochen.

invasiv

Invasives Tumorwachstum liegt vor, wenn die Geschwulst in angrenzendes Gewebe vorgestoßen ist, dieses infiltriert hat, etwa aus einer Brustdrüse in das umliegende Gewebe.

Kanzerogene

Alle Stoffe, die eine Zellentartung bewirken können, auch Karzinogene genannt. Sie können natürlichen und künstlichen Ursprungs sein. Wie die Zellschädigung im Detail vor sich geht, ist noch weitgehend unbekannt. Es gibt Kanzerogene, die alleine Krebs auslösen können, aber auch solche (die meisten), die erst mit anderen zusammen kanzerogen werden.

Karzinom (Ca)

Krebsform, die sich in den Schleimhäuten (Deckschichten) des Körpers bildet, etwa in der Lunge, im Magen, im Darm, in der Gebärmutter usw. Die Karzinome (alte Schreibweise „Carcinom") sind die häufigsten Krebsarten.

Krebs

Eine bösartige Zellwucherung, gekennzeichnet durch unkontrolliertes Wachstum. Je nach Ursprungsort und Zelltyp werden über hundert Krebsarten unterschieden. Sie sprechen unterschiedlich auf die verschiedenen Therapieformen an. Als Ursache wird ein Schaden im genetischen System der Zelle angenommen, ausgelöst durch → Kanzerogene oder Viren.

kurativ

Behandlung, die auf Heilung abzielt, also nicht nur lindern soll (→ palliativ).

Leukämie

Krebs der blutbildenden Zellen, bei dem vor allem das Knochenmark, die Milz und die Lymphknoten betroffen sind. Kennzeichnend ist eine übermäßige Bildung von weißen Blutzellen (Leukozyten).

Lymphödem

Gewebeschwellung, die durch einen behinderten Abfluß der Lymphe entsteht, häufig nach Brustoperationen.

Lymphozyten

Die im Blut und in der Lymphe kreisenden Abwehrzellen des Körpers. Die Lymphozyten werden im Knochenmark gebildet und von der Thymusdrüse (T-Lymphozyten) oder bestimmten Darmanhängseln (B-Lymphozyten) für die unterschiedlichen Aufgaben „geschult". Bisher sind über 20 Typen von Lymphozyten bekannt (Killerzellen, Helferzellen, Unterdrückerzellen u. a.). Bei der Krebsabwehr spielen sie eine entscheidende Rolle.

Malignom

Bösartige Geschwulst.

maligne

Bösartig.

Mammographie

Röntgenuntersuchung des Brustgewebes. Die Strahlenbelastung kann so gering gehalten werden, daß die Untersuchung bei Frauen ab 40 ohne Gefahr regelmäßig wiederholt werden kann.

Mastektomie

Chirurgische Entfernung der krebskranken Brust. Bei der „radikalen Mastektomie" werden außer dem Drüsengewebe auch das darunterliegende Muskelgewebe sowie die Lymphknoten der Achselhöhle entfernt.

Melanom

Besonders bösartiger Hautkrebs, der sich aus vorhandenen Malen oder aus Neubildungen entwickeln kann. Kenntlich meist durch eine überstarke Pigmentierung der Haut, von dunkelbraun bis schwarz.

Metastasen

Absiedlungen von Krebszellen von einer → Primärgeschwulst in andere Körperregionen. Das geschieht über die Blut- oder Lymphbahnen. Viele Krebsarten streuen schon in sehr frühen Stadien Zellen aus. Die meisten werden zwar vom Körper auf natürliche Weise ausgeschieden oder vernichtet, doch einige bleiben leicht in Engpässen hängen und wachsen an, so in Lymphknoten, in der Lunge, der Leber.

Neoplasma

Bösartige Neubildung, anderer Begriff für Krebs oder Malignom.

Onkogen

Nach neuen Forschungen ein → Gen, das die eigentliche Zellentartung bewirkt. Onkogene (auch Onko-Gene) befinden sich im Chromosomensatz jeder Körperzelle. Sie werden vermutlich nach plötzlichen (Strahlen) oder chronischen Zellschäden durch → Kanzerogene aktiviert.

Onkologie

Medizinischer Fachbereich, der sich mit der Erforschung und Therapie von Krebs befaßt.

Onkovirus

Viren oder Genteile von Viren, die in der Lage sind, eine Zellentartung auszulösen, vermutlich im Zusammenwirken mit dem → Onkogen.

palliativ
Behandlung, die in einem unheilbaren Stadium zur Linderung von Beschwerden und zur Lebensverlängerung durchgeführt wird.

Palpation
Untersuchung durch Abtasten.

Prä-Kanzerose
Krankhafte Veränderungen am Gewebe, die zu Krebs führen können, aber nicht müssen. Dazu gehören z. B. Darmpolypen, bestimmte Hautmale, entzündliche Zellveränderungen (Dysplasien).

Primärtumor
Bezeichnung für den zuerst aufgetretenen Tumor.

Prognose
Voraussage über den Verlauf einer Krankheit und die Heilungschancen.

Radiologie
Medizinische Fachrichtung, in der man sich mit der Diagnose oder der Therapie mit radioaktiven Strahlen befaßt.

Regression
Rückbildungsphase eines Tumors. Ein Tumor befindet „sich in Regression", solange er sich zurückbildet.

Remission
Die erreichte Rückbildung eines Tumors. Das kann vollständig oder teilweise sein. Remissionsdauer bezeichnet die Zeit, die diese Rückbildung anhält.

Rezidiv
Von einem Rezidiv (Rückfall) wird gesprochen, wenn der Primärtumor oder die Metastasen nach der Behandlung oder nach nur kurzfristiger → Remission wieder zu wuchern beginnen.

Sarkom
Krebsart, die sich in Bindegewebe, Muskeln, Knochen oder Knorpel bildet.

Stadium
Die Ausbreitung des Tumors wird weitgehend nach dem TNM-System beschrieben. Dabei werden die Größe (T) des Tumors, der Befall von nahen Lymphknoten (N) und das Vorhandensein von Fernmetastasen (M) berücksichtigt. Dabei bedeutet:
T_0 bis T_4: Tumorgröße von „nicht nachweisbar" bis „Überschreiten der Grenzen des Ursprungsorgans".
N_0 bis N_3: „Lymphknotenbefall nicht nachweisbar" bis „Lymphknotenbefall mit Ausbreitung in die Umgebung".
M_0 bis M_1: „Fernmetastasen nicht nachweisbar" bis „Fernmetastasen vorhanden".
Ein Stadium $T_1N_0M_0$ bedeutet also ein relativ früh entdecktes Tumorleiden, das noch

keine Metastasen gebildet hat, zumindest keine feststellbaren. Bei $T_3N_2M_1$ läge ein fortgeschrittenes, generalisiertes Leiden vor.

Strahlentherapie

Die Behandlung mit radioaktiven Strahlen. Die Strahlen schädigen oder zerstören Krebszellen, aber auch gesundes Gewebe.

Szintigraphie

Untersuchung mit radioaktiven Stoffen. Diese lagern sich im Gewebe unterschiedlich stark ab. Das kann gemessen werden. In der Krebsbehandlung dient sie vor allem dem Aufspüren von Knochentumoren (auch Metastasen).

Thermographie

Untersuchungsmethode, die die unterschiedliche Wärmeabstrahlung gesunder und kranker Gewebe mißt. Sie ist nur bei hautnahen Tumoren möglich.

Tomographie

Optische Darstellung innerer Körperregionen durch Röntgenstrahlen oder andere Verfahren. Bei der Computer-Tomographie werden Röntgenstrahlen angewandt. Der Computer steuert eine „scheibchenweise“ Aufnahme von allen Seiten. Bei der neuen Kern-Spin-Tomographie werden elektromagnetische Eigenschaften bestimmter Atome ausgewertet. Sie liefert die bisher deutlichsten Darstellungen aus dem Körper, ohne zu belasten.

Tumor

Jede Geschwulst, unabhängig davon, ob sie bösartig (→ maligne) oder gutartig (→ beningne) ist.

Tumormilieu

Eine Stoffwechsellage im Körper, die das Entstehen von Krebs fördert. Der Begriff ist nicht streng wissenschaftlich.

Zytologische Untersuchung

Prüfung einer Gewebeprobe auf das Vorhandensein bösartiger Zellen.

Zytostatika

Arzneistoffe zur Krebsbekämpfung. Sie blockieren meist ganz oder teilweise die Teilungsfähigkeit von Zellen oder hemmen ihr Wachstum. Da sie das sowohl bei bösartigen wie bei gesunden Zellen tun, ist die Anwendung mit erheblichen Nebenwirkungen belastet.

Literaturhinweise

1. Was ist Krebs?

Krebsvorsorge ohne Aggression. selecta 34/79.

Krokowski, E.: Bestandsaufnahme Krebsforschung. Umschau 23/80.

Krokowski E.: Die Krebsneurose muß abgebaut werden. Ärztl. Praxis 57/82.

Krokowski, E.: Krebsbekämpfung — Korrektur auf Raten? Therapiewoche 30/80.

Krokowski, E.: Krebstherapie auf dem Prüfstand. Krebsgeschehen 4/82.

Lichtpunkte auf dem düsteren Hintergrund des Krebses. selecta 17/82.

Vester, F.: Schluß mit der bisherigen Krebsforschung. Medical Tribune 40/81.

2. Wie entsteht Krebs?

Das Gen, das Krebs erzeugt. selecta 21/82.

Deutschland, ein Krebsnest? Medical Tribune 52/81.

Es ist alles ganz anders. Medikament und Meinung 2/82.

Keine Krebsepidemie. Medikament und Meinung 6/83.

Krebs — doch eine Viruskrankheit. Medical Tribune 17/83.

Krebsnest Mitteleuropa. Die Zeit 41/81.

Krebszünder steckt in jeder Zelle. selecta 47/82.

Rätsel Krebs. Bild der Wissenschaft 12/79, 1/80.

Sauer, G.: Viren als Mittäter. Bild der Wissenschaft 2/83.

Verborgener Defekt im Erbgut. Spiegel 43/82.

Immunsystem

Aktuelle Aspekte der Krebsforschung. selecta 16/81.

Auf der Suche nach der Tumorabwehr. Medical Tribune 17/81.

Hager, D.: Immunstimulation und Interferon-Induktion. Biologische Med. 1/82.

Schirrmacher, V.: Gibt es eine körpereigene Abwehr gegen Krebs. Südd. Rundf. 31. 1. 82.

Unbewältigte Trauer macht krank. Medical Tribune 17/83.

3. Wie wird Krebs behandelt?

Konventionell

Diagnostik und Therapie maligner Tumoren. Medica 1/83.

Den krebskranken Frauen helfen. selecta 2/83.

Für das Mammakarzinom zog man Bilanz. selecta 13/83.

Mammakarzinom: Nachbestrahlen sinnlos. Medical Tribune 22/82.

Strahlenfolgen noch Jahre nach der Therapie. selecta 39/81.

Strahlenschäden am Darm: Jahrelange Latenz. selecta 26/81.

Tumor raus und nachbestrahlen. Medical Tribune 47/82.

Tumor-Vorbestrahlung — wo ist sie indiziert? Medical Tribune 44/81.

Adjuvante Chemotherapie: Wann überwiegt der Nutzen? Medical Tribune 26/81.

Denck, H.: Chemotherapie versus Alternativbehandlung maligner Tumoren. Krebsgeschehen 5/82.

Grundsätzliches zur zytostatischen Therapie maligner Tumoren. Krebsgeschehen 6/82.

Knochenmark-Transplantation ist einfach — aber dann . . . Medical Tribune 19/83.

Krebstherapie beim Kind, wo stehen wir heute. Medical Tribune 40/81.

Macht Krebstherapie wirklich Krebs? Medical Tribune 22/81.

Trotz Metastasen ist jeder zweite Hodenkrebs heilbar. selecta 12/83.

Ultima Ratio, die Chancen einer Tortur. selecta 46/81.

Was wir in Zukunft erwarten können. Medical Tribune 8/83.

Zytostatika greifen die Haut an. selecta 12/83.

Zytostatika: Nutzen und Gefahren. Deutsches Ärzteblatt 17/83

Immuntherapie

Die Monoklonalen erobern die Welt. F+E-Report 22/83.

Immunmodulation gegen Krebs. selecta 17/83.

Immuntherapie des Krebses: Spekulation und neue Perspektiven. selecta 29/80.

Immuntherapie maligner Tumoren. Medica 1/83.

Landsberger A.: Experimentelle Ergebnisse zur Tumor-Immuntherapie. Die Heilkunst 5/79.

Lektine attackieren Tumorzellen. selecta 7/82.

Matzker, J.: Mandeln raus — Krebs seltener. Medical Tribune 18/82.

Schuff, P. et al.: Immun-Modulation — ein neuer therapeutischer Ansatz in der Krebstherapie. Die gelben Hefte XXI/81.

Interferon

Interferon gegen Malignome. selecta 42/81.

Interferon: Optimismus gedämpft. selecta 15/81.

Thymus

Demonstration of abnormal Immunity and succesful Treatment with Thymic-Extract. New England Journal of Medicine 304/81.

Ein Naturstoff könnte Krebs bekämpfen. Medizin heute 3/81.

Dr. Thymosin's remedy. Science 3/81.

Krebszellen wieder angreifbar gemacht. selecta 19/81.

Thymosin bei Krebspatienten. Cancer Treat Rep. 62/78.

Thymus Hormon vielfach nutzbar. selecta 14/83.

Werk, W.: Thymusextrakt in der Behandlung von Krebspatienten. Seminar 3/81.

Mistel

Boie D. et al.: Die Behandlung von Lebermetastasen. Therapiewoche 31/81.

Gutsch, J.: Die Malignom-Therapie mit Helixor. Biologisk Medicin.

Hassauer W. et al.: Welche Erfolgsaussichten bietet die Iscador-Therapie beim fortgeschrittenen Ovarialkarzinom. Onkologie 2/79.

Hoffmann J. et al.: Iscadorbehandlung beim metastasierenden Mammakarzinom. Krebsgeschehen 3/82.

Hornung J.: Misteltherapie bei Krebs: wirksam oder nicht? Ärztl. Praxis 55/82.

Kienle, G.: Die Misteltherapie des Mammakarzinoms. Zeitschrift für Allg. Med. 57/81.

Leroi, R. et al.: Die Misteltherapie beim Ovarialkarzinom. Krebsgeschehen 2/82.

Salzer G.: Adjuvante Misteltherapie bei Krebserkrankung. Zeitschr. f. Allg. Med. 5/81.

Wolff, O.: Die Mistel in der Krebsbehandlung. Klostermann-Verlag.

Zellen

Nur ein geschwächter Körper kann krebskrank werden. Ärztl. Praxis 68/82.

Renner H. et al.: Erfahrungen mit Resistocell als Zusatztherapie bei metastasiertem Mamma-Carcinom. Cytobiologische Revue 3 + 4/80.

Renner, Kh. et al.: Resistocell als Adjuvans in der Therapie des fortgeschrittenen Mamma-Carcinoms. Paul-Niehans-Gedenkschrift 82.

Resistocell, Cybila.

Grenzen

Renner, Kh. et al.: Überlegungen zur Wertigkeit der körpereigenen Abwehr im Falle des malignen Zellwachstums. Paul-Niehans-Gedenkschrift 82.

Sauerstoff-Überwärmung

von Ardenne, M.: Krebs-Rezidiv- und Metastasen-Prophylaxe durch O_2-Mehrschritt-Immunstimulation. Ärztezeitschrift f. Naturheilverfahren 22/81.

von Ardenne, M.: Über den Entwicklungsstand der KMT. Medizin in unserer Zeit 2/79.

Anti-Krebs-Maschine. Medical Tribune 16/81.

Ein paar Schritte vorwärts. selecta 40/81.

Erfolgsberichte aus USA. selecta 16/81.

Krebsforschungszentrum erprobt Hyperthermie. FAZ 10. 11. 82.

Lokale Hyperthermie: Manche Tumoren sprechen gut an. Medical Tribune.

Wärme beschleunigt Regression des Tumors. selecta 37/82.

Basistherapien

Caspers, K. H.: Komplexe naturheilkundliche Krebstherapie. Praxis der Zelltherapie 4 + 5/82.

Mit Organextrakten erfolgreich gegen Krebs. selecta 23/81.

NeyTumorin: Neue Perspektiven in der Thymus-Therapie. Erfahrungsheilkunde 8/81.

Proteolytische Enzyme in der Tumor-Therapie. Mucos.

Rokitansky, O.: Präoperative Tumor-Therapie zur Verbesserung der Heilungsergebnisse. Krebsgeschehen 5/80.

Kucera, H.: Vitamin A als Zusatztherapie bei der Bestrahlung des fortgeschrittenen Gebärmutterhals-Karzinoms. Habilitationsschrift Wien 82.

Mikschе, M. et al.: Immunstimulierung bei Lungenkrebspatienten durch Vitamin-A-Therapie. Onkologie 2/78.

Raucher mit Vitamin A behandelt. Medical Tribune 21/82.
Retinoide in Therapie und Prophylaxe. Roche 82.
„Wunderwaffe“ Vitamin C. Ärztezeitung 83.

Ernährung
Darmkrebs durch Kost. selecta 22/82.
Die neue Anti-Krebs-Diät. Gesundheits-Magazin H. Görne 83.
Gibt es eine Anti-Krebs-Diät? selecta 29/83.
Kann uns die Ernährung vor Krebs schützen? Roche 83.
Krebsheilung durch Carotin verbessert. selecta 36/81.
Krebs durch einseitige Ernährung? selecta 17/83.
Krebs meistens hausgemacht? Medical Tribune 25/83.
Mehr Daten und Screening helfen, Krebsspuren zu sichern. selecta 41/81.
Obstipation Ursache für Brustkrebs? Medical Tribune 46/82.
Retinol-Mangel: Karzinom-Risiko erhöht? selecta 14/81.
Süßer Brustkrebs. Neue Zürcher Zeitung 2/83.

Nachsorge
Der Krebskranke zwischen Klinik und Praxis. Medica 9/82.
Krebsdiagnose im Labor. selecta 7/82.
Krebsnachsorge ist mehr als Symptom-Fahndung. Medical Tribune 8/82.
Krebs und seine immunologischen Marker. selecta 36/81.
Nach der Brustkrebs-Operation. Medical Tribune 47/80.
Tumormarker: Was ist da schon möglich? Medical Tribune 24/83.
Tumornachsorge. Krebsgeschehen 1/82.
Was nach der Operation alles versäumt wird. Medical Tribune 7/82.

4. Wie läßt sich Krebs verhüten?
Bremsen oder weitermachen? Medical Tribune 17/80.
Krebsvorsoge Mamma-Karzinom. referomed 12/80.
Krokowski; E.: Bilanz der Krebsvorsorge. Krebsgeschehen 6/82.
Krokowski, E.: Krebsvorsorge am Ende? Therapie-Woche 31/81.
Risikogruppen — wer gehört dazu? Deutsche Krebshilfe.
Wagner, G.: Effektivität der Krebsfrüherkennung. Medica 7/81.
Wie kann man sich vor Krebs schützen? Deutsche Krebshilfe.

Allgemeine Literatur
van Aaken, E.: Ist das Krebsproblem nicht schon längst gelöst? 1982.
Anemüller, H.: Das Grunddiät-System. Ein Leitfaden der Ernährungstherapie. 1980.
Bachmann, Ch.: Die Krebsmafia. Intrigen und Millionengeschäfte mit einer Krankheit. 1981.
Hertl, M. (Hrsg): Leukämie bei Kindern. 1969.
Issels, J.: Mehr Heilungen von Krebs. 1980.

Koch, E.: Krebswelt. Krankheit als Industrieprodukt. 1981.

Kiczka, W.: Anwendung von Thymusextrakten bei Malignomkranken. 1983.

Mar, L., Kleine, H. O., Windstosser, K.: Krebshilfe durch Vollwertkost. 1981.

Maugh, Th.: Zerstörendes Wachstum. Entstehung und Behandlung des Krebses. 1979.

Oeser, H.: Krebs: Schicksal oder Verschulden? 1979.

Schultz-Friese, W.: Rezepte für eine krebsfeindliche Vollwertkost. 1976.

Scheel, M., Aumiller, J. (Hrsg): Der Krebshilfe-Ratgeber.

Simonton, O. C. u. a.: Wieder gesund werden. Eine Anleitung zur Aktivierung der Selbstheilungskräfte für Krebspatienten und ihre Angehörigen. 1982.

Wichtige Anschriften

Obwohl klinische Studien und tausendfache Erfahrungen von Ärzten die Wirksamkeit der biologischen Mittel bestätigen, ist es mitunter noch schwierig, einen Therapeuten zu finden. In solchen Fällen kann Ihr Arzt bei den folgenden Gesellschaften und Vereinigungen wissenschaftliche Literatur anfordern. Dort können Sie auch Anschriften von Therapeuten erfahren, die mit biologischen Behandlungen vertraut sind.

Enzyme

Medizinische Enzym-Forschungs-Gesellschaft, Alpenstr. 29, 8192 Geretsried.

Mistel

Verein für Krebsforschung, Trossinger Str. 53, 7000 Stuttgart 75.

Verein für Leukämie und Krebstherapie, Hofgut Fischermühle, 7463 Rosenfeld.

Sauerstoff

Ärztegesellschaft für Sauerstoff-Mehrschritt-Therapie, Beethovenstr. 1, 8397 Bad Füssing.

Ärztliche Gesellschaft für Ozontherapie, Klagenfurter Str. 4, 7000 Stuttgart

Thymus

Internationale Gesellschaft für Thymusforschung, Schmiedestr. 9, 3388 Bad Harzburg.

Über apothekenpflichtige Thymuspräparate (Injektionsampullen, Dragees) geben die Hersteller Auskunft

Zellen

Deutsche Gesellschaft für Zelltherapie, Hauptstr. 20, 6900 Heidelberg.

Deutscher Zelltherapietag, Ballindamm 11, 2000 Hamburg 1.

Zusätzliche Informationen geben

Deutsche Gesellschaft für Onkologie, Sedanstr. 21, 3000 Hannover 1.

Deutsche Krebshilfe, Thomas-Mann-Str. 40, 5300 Bonn.

Gesellschaft für Biologische Krebsabwehr, Hauptstraße 27, 6900 Heidelberg.

Signal, Zeitschrift für Krebsgefährdete, Verlag für Medizin Dr. Ewald Fischer GmbH, Fritz-Frey-Str. 21, 6900 Heidelberg.

Selbsthilfegruppen

Arbeitskreis der Pankreatektomierten, Römerstr. 1, 6940 Weinheim.

Bundesverband für die Kehlkopflosen, Luisenstr. 20, 6440 Bebra.

Deutsche Ileostomie-Colostomie-Vereinigung (ILCO), Kammergasse 9, 8050 Freising.

Frauenselbsthilfe nach Krebs, von Denis-Str. 17, 6703 Limburgerhof.

Liga für Krebsgefährdete, Graf von Galenstr. 40, 6200 Wiesbaden-Klarenthal.